JN294413

DVD BOOK

杉山和一の刺鍼テクニック

Acupuncture Technique by **WAICHI SUGIYAMA**

序

WHOを舞台に鍼灸をめぐる世界的な環境が大きく変化しようとしている今、日本鍼灸に対する注目度が高まっていることは皆さんご存知でしょう。しかしながら日本の鍼灸を現場で担っている私たち鍼灸師自身が、そのルーツや歴史的変遷についてはほとんど理解していないのが実情ではないでしょうか。

中国に始まった鍼灸は、6世紀には朝鮮半島を通じて日本に伝わりましたが、江戸時代には独自の発展を築き、打鍼法や管鍼法を生み出してきました。それらの鍼法は、日本の風土と文化に根ざした生命に対する観察に基づいて発展し、運用されてきたものです。日本人の自然観、生命観に根ざすゆえに、診断・治法・刺鍼の道具・テクニックの全般にわたって、細やかかつ最も効果的な方法を生み出してきたのが特長なのです。管鍼術は江戸前期、杉山和一によって創出されましたが、大正・昭和初期には先人たちの努力により、中国・朝鮮・東南アジアをはじめヨーロッパにも伝わりました。そして現在、鍼管を使った刺入法は、広く世界中で使用されています。

しかし残念なのは、歴史的変遷の中で管鍼術本来のテクニックや効果的な使用法が失伝してしまったことです。公益社団法人東洋療法学校協会編の『はりきゅう実技〈基礎編〉』において、「刺鍼中の手技」として17種の手技が書かれています。その手本となっているのは、昭和34年に発行された、柳谷素霊著『鍼灸の科学（実技篇）』です。柳谷により、それまで各鍼灸学校および都道府県ごとにバラバラだった刺鍼テクニックが、学校・養成施設用の教本としてまとめられました。明治以来、学校教育において流派名を公に名乗ることはできなくなっていましたが、揉撚法、押手、挿管、弾入切皮、刺鍼の角度、刺鍼中の17手技、抜鍼に至る一連の刺鍼テクニックは、杉山流に由来しているものばかりなのです。

鍼管を刺すためのただの道具としか認識していない私たちは、歴史的な由来を忘れてしまっただけでなく、手技の重要さや運鍼の仕方やコツを調べようにも、立ち戻るべきルーツや出典資料も見出せない状況をつくってしまいました。さらに戦後においては置鍼が一般化し、最近ではクリーンニードル・テクニックが普及することにより、押手や手技の重要性はますます軽視されてきています。それゆえ私は、今日において手技の目的を再考し、その効果を明らかにすることが重要であると考えます。

今回、浅学非力を省みず、『杉山和一の刺鍼テクニック』と題してDVD BOOKを作成した目的は、多くの教員や学生、そして臨床にたずさわる方々に、和一をはじめとする先達の苦心研究の基礎の上に、今日の私たちが鍼灸を行っていることを再認識していただきたかったからです。これを機に、鍼灸の歴史を振り返っていただき、胸を張って日本の鍼灸の良さを世界にアピールしていただきたいと思っています。

2012年4月
大浦慈観

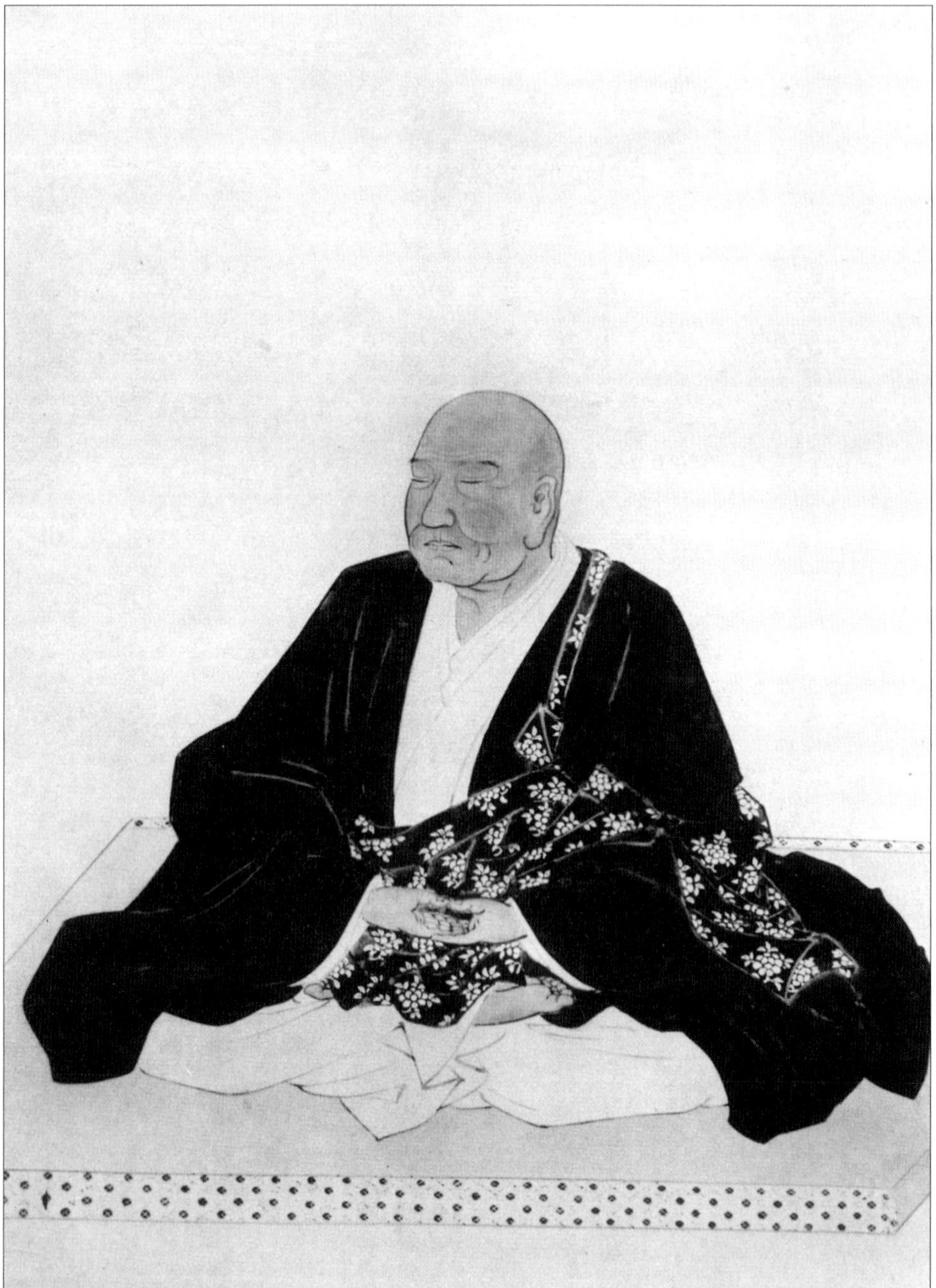

杉山和一とは？

― その生い立ちと生涯 ―

杉山和一（1610 － 1694）は、伊勢安濃津（現在の津市）の出身です。父は藤堂和泉守高虎に仕えた武将で杉山権右衛門重政といい、母は尾張大納言の家臣・稲富伊賀守祐直の娘です。和一はその嫡男として生まれました。

和一は幼くして疱瘡に罹り失明しました。元服を前に家督を妹の夫・重之に譲り、鍼術で身を立てるべくはるばる江戸へ出向き、盲人鍼医・山瀬琢一に入門します。山瀬の下で数年修業しましたが、記憶力が悪く、技術も向上しなかったため、和一は師の下を追い出されてしまいます。失意のうちに郷里へ戻る途中、江ノ島にて生死をかけた断食修業を行います。満願日を迎え、神人無我の境地で海岸の洞窟から登ってきた和一は、臥牛石につまずき、倒れてしまいます。立ち上がろうとしたとき、手に拾った松葉の入った管状のものから、管鍼術の着想を得たと伝えられています。

その後、京都に上り、入江豊明に師事し、入江流鍼術の奥義を学びます。そして、砭寿軒圭菴より『鍼灸大和文』を託され、これが後に『療治大概書』となります。それとともに、当時京都において盛んだった打鍼術や妙鍼流からも良き影響を受けた和一は、それらの資料を持って再び江戸に向かいます。途中、再び江ノ島に立ち寄り、下の坊僧侶・恭順の庇護を受け、管鍼術を磨き上げると、江戸麹町に居を構え、その名声は将軍家にも知られるようになりました。

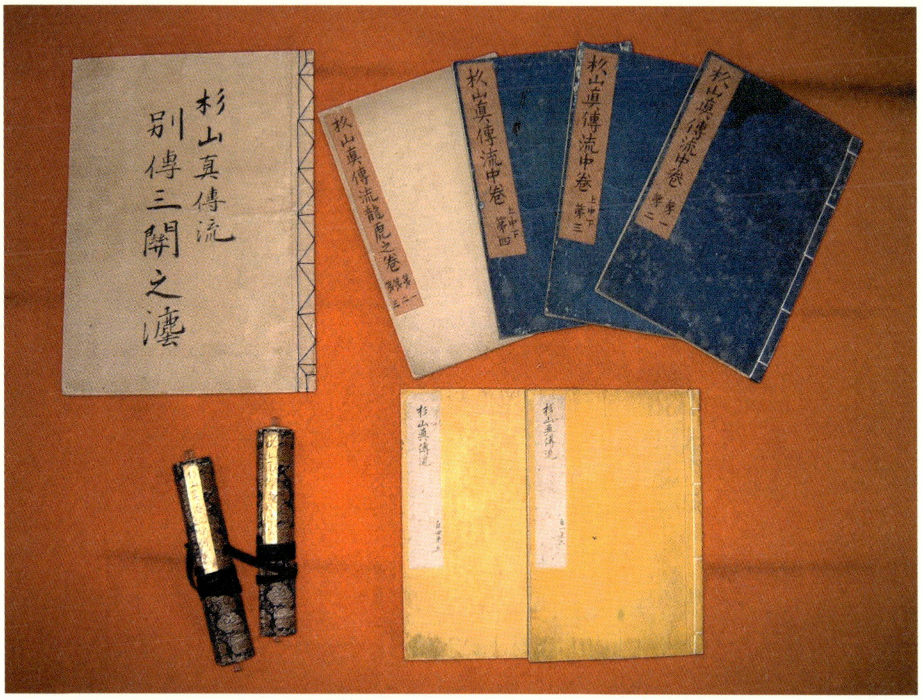

『杉山流三部書』と『杉山真伝流』

和一の著書『療治大概書』と『選鍼三要集』、和一の講義録である『医学節用集』を合わせた三書を『杉山流三部書』と呼びます。三代目総検校・島浦和田一が中心となり、杉山流の鍼治技術を理論化・体系化させた『杉山真伝流』が、和一の技術と心得を今に伝える貴重な資料となっています。

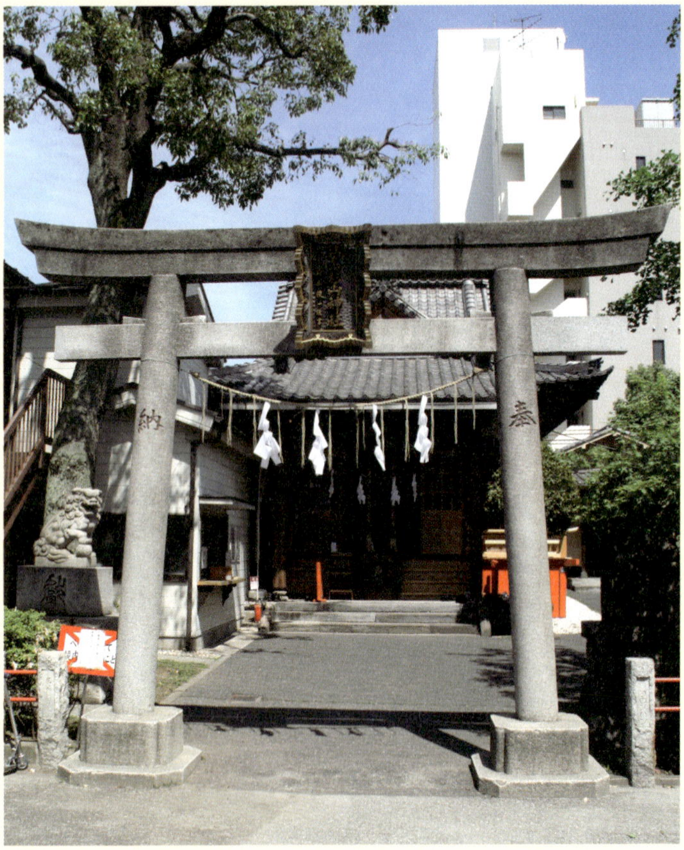

江島杉山神社全景

和一が将軍綱吉から拝領した墨田区の地に（現在の墨田区千歳 1-8-2）、江島杉山神社が建っています。和一が祭神として祀られ、「鍼の神様」として地元の人々にも慕われています。

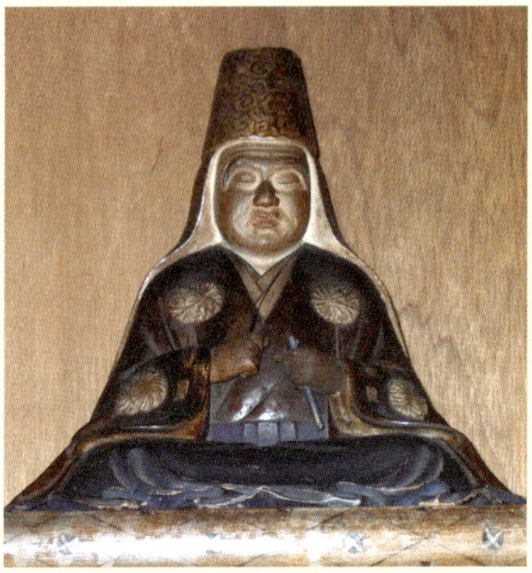

杉山和一の坐像

江島杉山神社には和一の坐像が祀られています。また、同じ境内には和一を祀る岩屋があり、そこには和一と弁財天の石像がおさめられています。

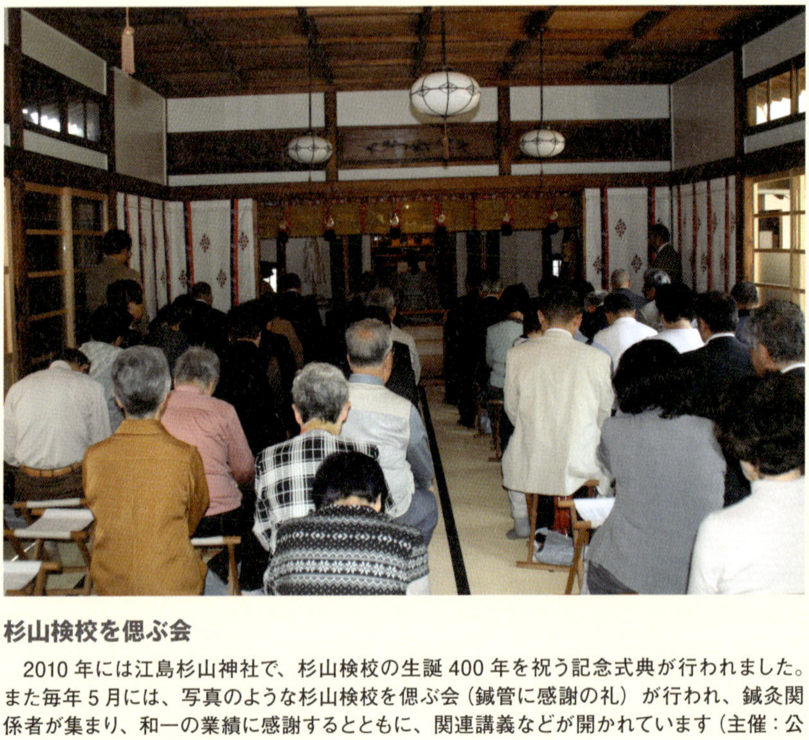

杉山検校を偲ぶ会

2010 年には江島杉山神社で、杉山検校の生誕 400 年を祝う記念式典が行われました。また毎年 5 月には、写真のような杉山検校を偲ぶ会（鍼管に感謝の礼）が行われ、鍼灸関係者が集まり、和一の業績に感謝するとともに、関連講義などが開かれています（主催：公益財団法人杉山検校遺徳顕彰会）。

延宝8年（1680年）には将軍家綱公に拝謁、貞享2年（1685年）には将軍綱吉公の持病を回復させたことにより、月俸20口を賜り、常盤門内の道三河岸の屋敷を拝領します。以後、将軍付き侍医として仕え、元禄2年（1689年）には神田小川町の屋敷を拝領し、年俸として廩米300俵を賜ります。元禄4年（1691年）には御城中御勝手向乗物御免の待遇を得て、廩米200俵を加増され、その後、更に300俵を加増され、都合800俵の身分となります。元禄5年（1692年）には、将軍より盲人の全国組織である当道座の諸法度の改正および、綱紀粛正を命じられ、当道座の最高位である総検校に抜擢され、また権大僧都に任ぜられました。そして元禄6年（1693年）。和一は将軍綱吉から「何か欲しいものはないか?」と尋ねられます。和一が「一つ目が欲しいものです」と冗談で希望したところ、本所一つ目の屋敷を拝領、そこに弁財天社を祭ったことは有名な話です。この地が現在の江島杉山神社の場所で、和一の死後、惣録屋敷および鍼治学問所が置かれるようになりました。和一は、元禄7年（1694年）5月20日に、眠るように没しました。享年85歳、遺骸は江ノ島下の坊に葬られ、法名は「前総検校即明院殿眼叟元清権大僧都」と付けられました。

和一は、視覚障害者の鍼術教育に最も力を注ぎましたが、鍼治学問所のテキストとして自ら編著したものが『療治大概書』と『選鍼三要集』で、後に三島安一が和一の講義録を編集したものとして『医学節用集』があります。この三書をまとめて『杉山流三部書』と言われるようになりました。しかし、これらは鍼治の基礎理論を集めたもので、肝心の和一の管鍼術や奥義は、秘伝として一般門人には明かされず、技能の進んだ者にのみ口伝として伝授されたようです。

和一の創成した管鍼術は「杉山流」と称され、鍼治学問所を継いだ二代目総検校・三島安一の下で関東から全国に広がります。三代目総検校・島浦和田一は、和一と三島の下で杉山流の鍼治技術を理論化・体系化させ、『杉山真伝流』なる流儀書を完成させました。その中には、「杉山真伝流九十六法」と称される様々な刺鍼手技が書かれています。また、それらの手技を用いた病気の治療方法や症例報告が記されており、極めて臨床的かつ貴重な書物となっています。

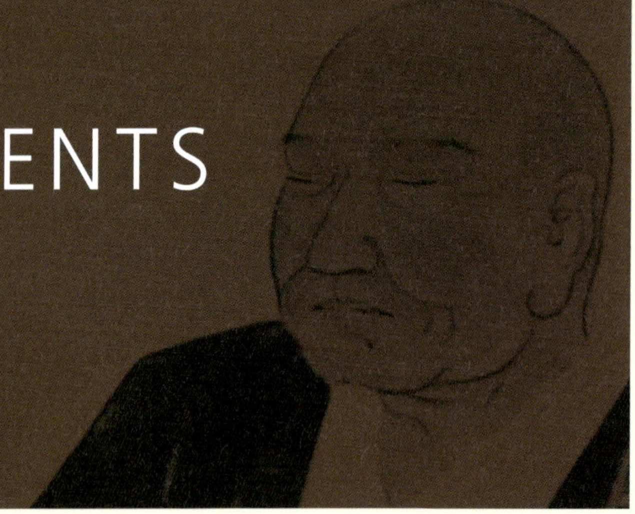

CONTENTS
目次

第2章 十四管術

第3章 十四通りの押手

第4章 症例

総論

『杉山真伝流』に記載されている鍼法は百種を超えます。このDVD BOOKでは「十八手術」「十四管術」「十四通りの押手」を紹介しています。各テクニックを見ていく前に、ここでこれらのテクニックの概要について学んでいきましょう。

『杉山真伝流』と鍼法九十六術

杉山和一由来の刺鍼テクニックについて書かれた書物に、『杉山真伝流』表之巻第五および、中之巻第一があります。『杉山真伝流』に記載されている鍼法は百種を超えますが、その中で最も基本的なものが「十八手術」です。これと重なるものもありますが、杉山流の特色である管を使いこなす手法に「十四管術」があります。また入江流から受け継いだ押手法として、「十四通りの押手」を臨床の中で上手に使っていたことも特長の1つです。これらの手術、管術、押手を組み合わせて、さらに数多くの鍼法が工夫されました。患者の体質の虚実、鍼に対する感受性の違い、疾病のもたらす病状や患部の情況に応じて、さまざまな鍼法を適材適所に使いこなしたのです。

煩雑になりますので、「鍼法九十六術」と言われ、『杉山真伝流』中に内容の記載されたものの名のみ、表に記しておきます。

杉山和一が鍼術を習い始めた江戸前期は、ようやく社会が安定しはじめ、民衆がそれぞれの生活を謳歌し始めた時期です。それに伴い、生活の関心事として疾病を治す医療への期待が高まります。これまでの医療は公家や武家中心のもので、民衆には急場をしのぐ民間薬や灸治しかありませんでした。ようやく室町後期になって鍼術の流派が出てきますが、戦乱の世ですから鍼術の対象は限られており、負傷した兵士の気付けに、また熱病や傷寒などの流行り病、および急性腹痛や霍乱や中風の頓挫に、太い員利鍼様の鍼を応急措置として用いるにとどまったようです。しかし社会が安定化するにつれて、医療の対象は広範囲の病に及び、鍼灸治療も庶民の健康管理から産婦人科疾患や小児科疾患まで幅広く必要とされるようになります。特に難産および産前産後の処置や小児の急性疾患への対処は、鍼灸の重要な課題となりました。和一とその弟

鍼法九十六術		
「表之巻第五」より	十八手術	雀啄、随鍼、乱鍼、屋漏、細指、四傍天、四傍人、四傍地、三調、気行、三法、円鍼、温鍼、暁の鍼、内調、気拍、竜頭、熱行
「表之巻第五」より	山瀬検校活の法	日の反し、月の反し、風の反し、星の反し
「表之巻第五」より	その他の手術	前光の法、後光の法、管散の術
「中之巻第一」より	二十五手術	啄術、両行、天運、天降、地升、穀提、気衍（きえん）、陽縢（ようそ）、潯気（じんき）、開気、勇賀、両光、亨竜、遠通、了鍼、漣漏、早瀉、遠竜、風発、骨明、後楽、散秘、夜寒、天地交、玉立
「中之巻第一」より	八八重の手術	八重霞（やえがすみ）、八重王（やえきみ）、八重隷（やえづく）、八重垣（やえがき）、八重雌雄（やえしゆう）、八重擿（やえすて）、八重風（やえかぜ）、八重雲（やえくも）
「中之巻第一」より	十四管術	竜頭管、撥指管、推指管、巧指管、扣管、暁の管、細指管、気拍管、内調管、遠覚管、通谷管、爻疑管、随肉管、纉鍼管
「中之巻第一」より	二十一手術	八重柴、八雲、塊摧、勇鍼、筋血、雲井、儓儷（とうひ）、浅深、糠鍼（ぬかばり）、敃摧（びんさい）、行啄、黒雲、八津波、八重霧、去邪、経束、盛炎、雌雄孳、気俾（きひつ）、気翁（きおう）、環促（かんてい）
「中之巻第一」より	その他の手術	起竜、起虎、栄衛環通

子たちは、そうした情況の中で、刺入痛の少ない松葉型鍼尖の細い毫鍼を管で刺入する方法を確立し、多種多様な鍼法を創出していったわけです。

補瀉と鍼を刺す際の心構え

次に和一の刺鍼テクニックの中心的要素である、補瀉および気を察することの重要性について見てみましょう。

補瀉について『霊枢』九鍼十二原篇には、「徐（おもむ）ろにして疾（はや）ければ則ち実し、疾くして徐ろなれば則ち虚す」と、有名な言葉が書かれています。また、『霊枢』五乱篇には、「徐ろに入れ、徐ろに出だす、これを導気と謂う」と、補法についての言葉もみられます。

これらは、鍼の刺入、抜出、鍼穴を閉ざすことの速度を言ったものとして、後に4種の補瀉法となります。すなわち、①速刺速抜し、鍼穴は閉ざさない瀉法、②速刺徐抜し、鍼穴は閉ざさない瀉法、③徐刺徐抜し、鍼穴は速やかに閉ざす補法、④徐刺速抜し、鍼穴は速やかに閉ざす補法、の4種です。後世において「徐疾補瀉」「開闔補瀉」と呼ばれているものです。

①の瀉法は、急性期の激しい疼痛部位に浅く多く刺抜を繰り返して、面として表層の邪熱を漏らして疼痛を和らげるときに、または表層を和らげた上で深い層の筋の拘攣部位をポイント的にゆるめるときに用いる方法です。

②の瀉法は、胃腸炎や関節炎など深い部位に炎症と疼痛がこもっている場合に、速やかに刺入し、深い層の邪熱を鍼でからめ取り、徐々に抜鍼するとともに邪熱を抜き漏らす方法です。

③の補法は、気血のめぐりの悪い高齢者の冷えた慢性的な疼痛部位などに用いられる方法です。ゆっくり刺入し、ゆっくり抜鍼することで、筋線維や組織を余分に傷つけることもなく、疼痛部位にてゆったりと鍼を捻ったり、抜き刺ししたりすることで、気血を集めてめぐらし、温めて、筋緊張をゆるめることができます。

④の補法は、虚弱な患者の虚した下腹部を補うとき、または経気の虚した手足の陰経の要穴を補うときに用いる方法です。随鍼術がそのよい例です。

これらの補瀉法の他にも、「呼吸補瀉」「捻転補瀉」「提挿補瀉」などの方法が用いられた鍼法もあります。

しかし、これらの補瀉法の形式や各種の鍼法の術式に目を奪われるのではなく、それを運用する心構えや体構えや手指の用い方、そして気を察し、気を至らすことが大切であることは、和一も自著『療治大概書』『選鍼三要集』や、あるいは弟子たちの『杉山真伝流』の中でも、繰り返し唱えられているところです。杉山流免許皆伝の証明書(巻物）として手渡された『鍼法撮要』という文章には、明確かつ簡潔にその重要性が説かれています。

まず鍼を刺そうとするときには、黙って座り思いを静めて、患者を癒そうとする意識に自分の体と心を適合させなさい。神仏に対するように、心を鎮め密かに重厚にし、気力を充実させ精神を高揚させなさい。そのような心持ちで鍼をとるのだが、鍼を持つ手が軽過ぎては生き生きとした動きが失われてしまい、手が重過ぎても鍼尖が渋り滞ってしまう。だから、患者に対したら必ず自分の脚や手を正しく置いて、姿勢を正しくしなさい。喜怒哀楽の感情に動かされているときには、心持ちも偏ってしまうから、自分の精神や意志を穏やかに保つよう務めなさい、と言っています。よい鍼法もよい治療効果も、そうして自分の心を定め、患者の心を安定へと導いてこそ、生まれるものでしょう。

鍼をとる手の用い方は、手のひらの力を抜いて、ヌルヌルした川鵜の首を握るようにし、しかし手の意識は壮健にして、勇猛かつ慎重に虎を握るようにしなさい。そうしてこそ刺法は自由になり、手は機敏に動き、活きた鍼の妙味を知ることができる、と説きます。

杉山和一が説く鍼の心得
鍼を刺すときには、患者を癒そうとする意識に、体と心を適合させる。
心を鎮め重厚にし、気力を充実させ精神を高揚させる。
鍼を持つ手は軽過ぎても、重過ぎてもいけない。
患者に対したら、自分の脚や手を正しく置いて姿勢を正しくする。
喜怒哀楽の感情に動かされているときは、精神や意志を穏やかに保つ。
鍼をとる手はヌルヌルした川鵜の首を握るようにし、 意識は勇猛で慎重に虎を握るように。

気を至らせる

次に鍼を刺すときには、気を察し、気を至らせることが重要で、治療効果があるかないかは唯一これによると指摘しています。

そして、『霊枢』官鍼篇に出てくる「三刺」を例に述べています。以下、私なりの臨床に即して、かみ砕いて述べてみましょう。病邪のあるところへ刺鍼することは鍼の基本ですが、胃部が不快を起こしている場合を想定して、話を進めます。

まず中脘に刺鍼する場合、浅く刺したところでは、表層の邪気（陽邪）を漏れ出させることが大切です。浅いところに滞っていた邪気が漏れ去れば、表層の筋緊張がゆるみます。

さらに少し深く筋肉の中にまで鍼尖を進めたところでは、筋肉の中にこもっている邪気（陰邪）を引き出させることが大切です。

こうして中間層の筋肉内に滞っていた邪気や熱気が排出されれば、胃部を覆っている腹筋層の筋緊張がゆるみ、胃部を不快にさせている張本人の邪気も軽減します。その後さらに深く腹膜に近い深筋層まで鍼を刺入し、邪気に阻まれてめぐっていなかった正気（穀気）を至らせ、腹中全体にめぐらせるようにすると、しだいに停滞していた胃腸が動き出し健やかさが戻ってきます。

こうして正気が患部周囲に至り、全身へとめぐり出すときこそ、鍼法の効果が現れたときなのです。

『杉山真伝流』をはじめ、江戸期鍼灸の流儀書中、「気至る」と言った場合には、2つの意味で用いられています。1つは狭義の「気至る」ことで、刺入した鍼尖に得気を感じることを言っています。

もう1つは広義の「気至る」ことで、上記のように腹中全体に正気がめぐり出すこと、または全身に正気がめぐって爽快さを感じる状態を言っています。『霊枢』九鍼十二原篇に、「刺の要は、気至りて効有り。効の信（たより）は、風の雲を吹き明らめるが若（ごと）く、蒼天を見るが若し」という有名な言葉がありますが、これはその広義の「気至る」ことを言っているのです。また、「邪気は鍼先に至り来るのが速く、至ると鍼下にビリビリとした緊張を感じる。これに反して、穀気（＝正気）は鍼先に至り来るのが遅く、ゆっくり至るとともに鍼下が温まり柔和に感じる」という表現も実事に照らしてみると、意味深く妙を得ていると言えます。

このように得気することも、浅く刺して表層の邪気を漏れ出させるのも、やや深く刺して深層の邪気を排出させるのも、またより深く刺して穀気を至らせ、広義の「気至る」状態に導くのも、ただ目的の部位に刺せば生まれるわけではありません。気を察する力と目的に応じた補瀉や鍼法を施すことによって実現できるのです。そのための材料は、『杉山真伝流』という書物の至るところに満ち満ちています。

本書はその糸口を見出していただくことを目的に編集されたものですから、本書を見て関心を持たれた皆さんは、拙著編『杉山真伝流臨床指南』（六然社刊）をじっくり読んでいただき、合わせて和訓注釈本『杉山真伝流』表之巻・中之巻（著者の自費出版）を研究していただけると幸甚です。

[注]

本書に掲載された写真、および DVD に収録された映像では、撮影を目的として鍼を選んでいます。実際の臨床では患者の状態に合わせて最適な鍼を選んでください。

また、十四管術の暁の管、細指管、気拍管、内調管は、十八手術の暁の鍼、細指術、気拍術、内調術と同じ技法であるため、解説等をすべて省略しています。

第1章 十八手術

十八手術は『杉山真伝流』に記載されている最も基本的なテクニックです。その中には今日でもよく使用されている雀啄術なども含まれます。四傍天術など刺激量が強いテクニックもありますので、現代臨床に応用する際は患者の病態や体調をよく観察し、十分なインフォームド・コンセントと細心の注意を払いながらの施術が必要です。またここで紹介する施術時間や刺入深度、用いる鍼はあくまでも目安ですので、患者や症状に応じて自由に使いわけるとよいでしょう。

①雀啄術［じゃくたくじゅつ］

まっすぐに鍼を下ろし、鍼尖を止める深さは患者の感受性と部位の状態に適合するようにします。適当な深さの筋層まで鍼尖を進み入れたら、雀がチョクチョクと餌を啄むように、連続的に鍼を上下させます。四五呼吸（約20秒～30秒）の間ほど抜き刺ししたら、鍼尖を筋層から離し、少し休んでからまたチョクチョクと抜き刺しします。何度かこのように抜き刺しして筋拘攣がゆるんできたら、最後によく捻って気血を調えます。その後、まっすぐに鍼を引き抜き、鍼穴を速やかに閉じます。雀啄術は、瀉法にも補法にも用いることができます。

主治

筋肉の拘攣や硬結をゆるめ、種々の痛みを緩和します。例えば、積聚・痃癖・血塊などの腹中の硬結や、腹筋の拘攣、背腰脇などの筋拘攣をゆるめ、痛みを和らげます。また、大小便を通じさせるのにも効果があります。

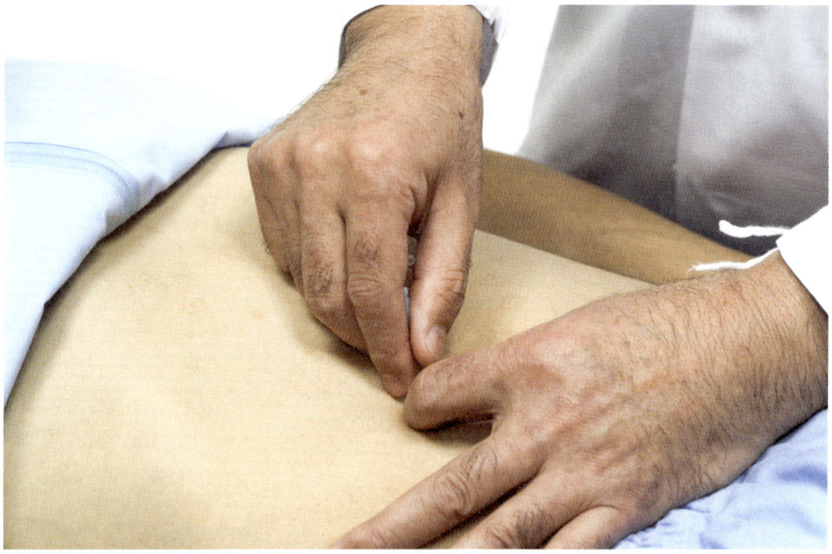

鍼を刺入し、筋張りに当たったら鍼を上下に動かします。

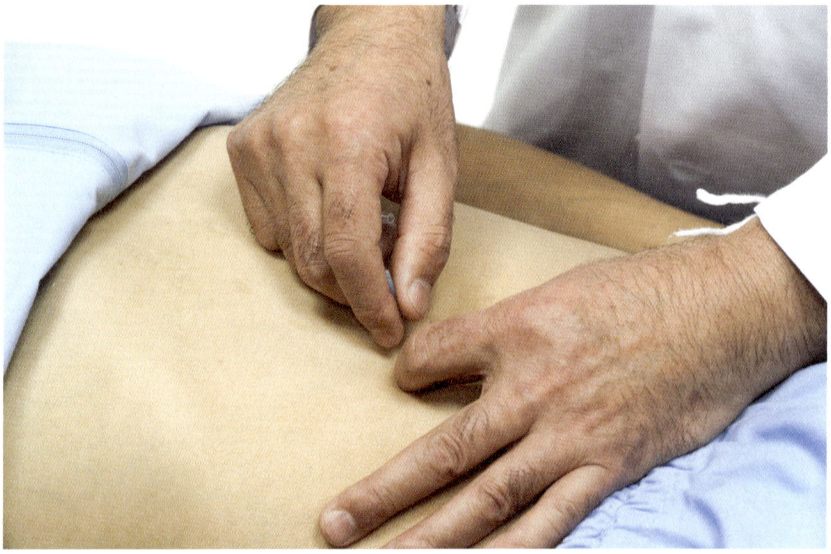

冷えている筋張り、あるいは痛みの強い筋張りに対しては、速めに鍼を上下させて瀉法の雀啄をします。補法の雀啄はゆっくり動かします。目的の筋張りがゆるんできたら抜鍼します。瀉法のときは鍼穴を閉じず、補法のときは鍼穴を閉じます。

②随鍼術［ずいしんじゅつ］

鍼を下ろして入れるときには、呼吸にしたがって下ろします。鍼を捻りながら呼気時に刺入し、吸気時には鍼を入れずに留めておき、段々と適当な深さまで鍼尖を至らせます。目的の部分まで達したら、しばらく鍼を留めた後、ゆっくりと鍼を七八十呼吸（約5、6分）ほどの長い間捻ります。鍼尖の動きに正気が応じてくる様子は、あたかも水中に大石を浮かべていくようで、重苦しかった腹中が快然となります。鍼を引き抜くときには、入れるときと反対に吸気時に鍼を引き、呼気時には鍼を留めておき、最後に吸気から呼気に変わる瞬間に鍼を皮下から抜き去り、速やかに鍼穴を閉じます。随鍼術は、補法の代表的な鍼法です。

主治

臓腑機能が低下した虚証に用い、気を集めて補い、弱った臓腑機能を賦活します。例えば、脾胃が虚弱し、腹中に虚寒が強く、食欲不振で泄瀉している場合、腹中を温め、胃腸機能を賦活する目的で用います。また、下焦が虚して虚気上逆している場合、下焦に気を引き集めて、逆気を下ろすのに用います。

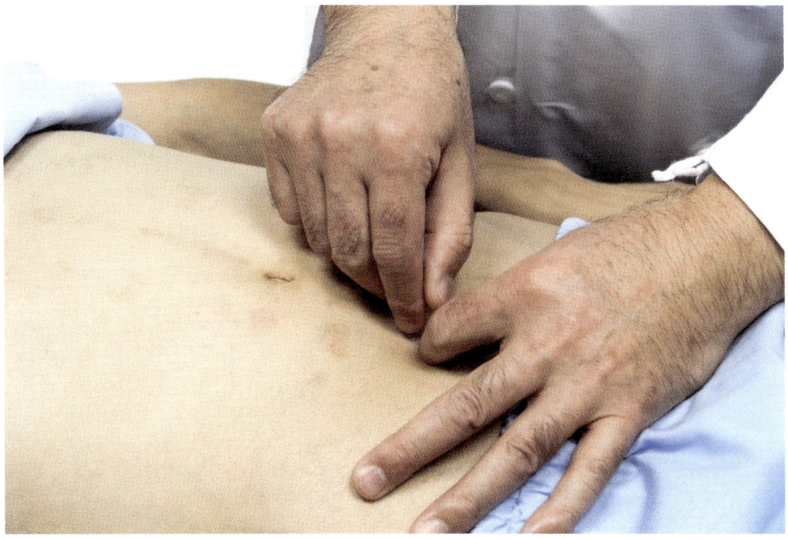

まず鍼を皮膚に当て呼気時に弾入切皮します。呼吸に従うテクニックなので、患者の呼吸をよく観察し、呼気にしたがって鍼を刺入していきます。

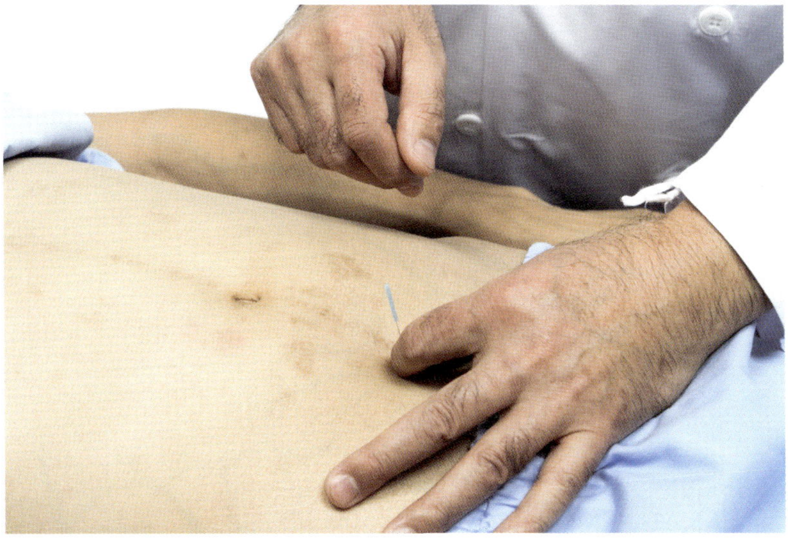

吸気時には鍼を進めずにその位置で留めておきます。

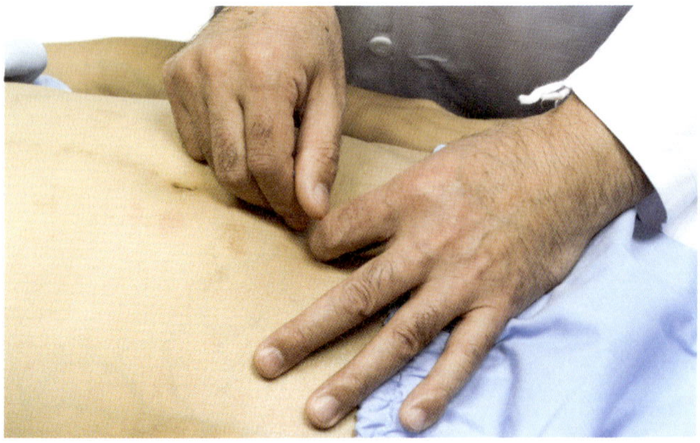

再度、呼気時に鍼を進めていきます。

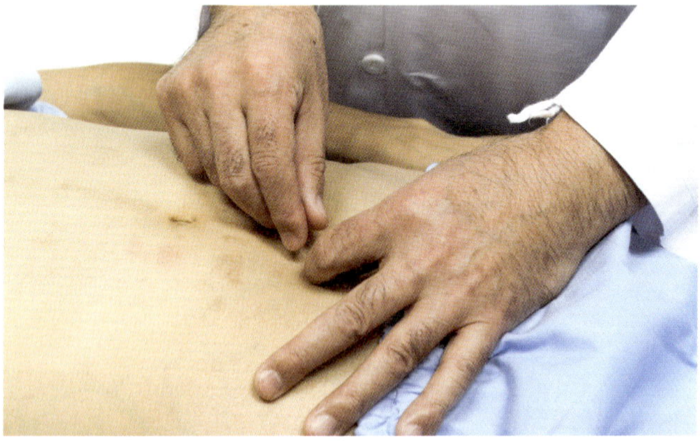

目的の深さまで達したら、ゆっくりと鍼を捻り始めます。70 から 80 呼吸くらい捻るとされていますが、かなり長い時間ですので、効果が出たら抜鍼してよいでしょう。

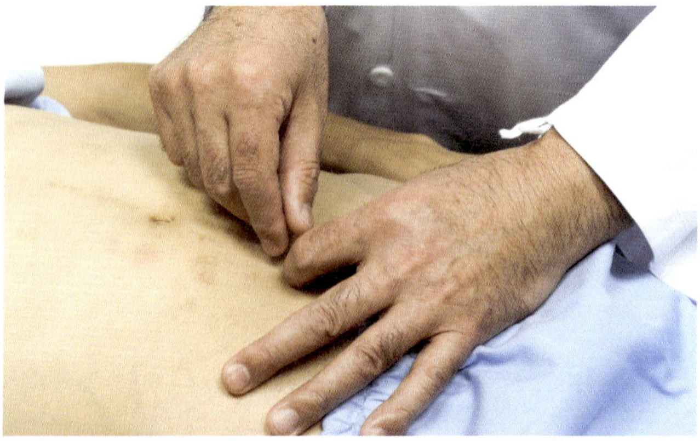

抜鍼時も呼吸に合わせます。呼気時は鍼を抜かずストップします。

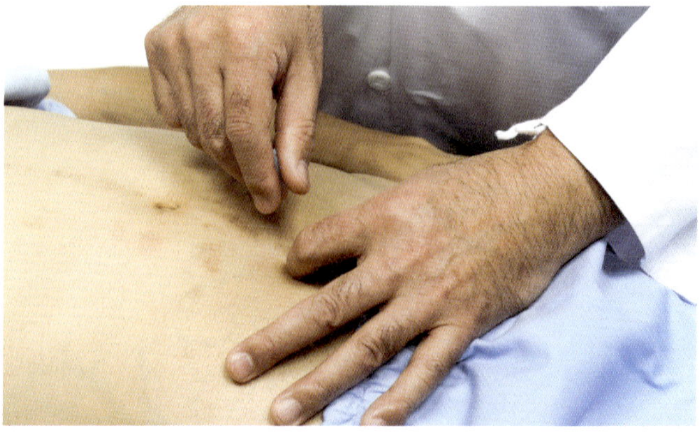

吸気時になったら鍼を抜いていきます。

③乱鍼術 [らんしんじゅつ]

まっすぐに鍼を目的の部分まで刺入して、いったん皮部まで引き抜きます。その位置から鍼を進めたり、あるいは鍼を引き抜いたりします。あるいは早く刺入したり、ゆっくり刺入したり、捻転したり、まっすぐに刺入したり、そろえて抜き刺ししたり、前に捻ったり、後ろに捻ったりと、常に定まることなく乱れるように鍼を動かします。乱鍼術は、瀉法の鍼法です。

主治

病勢の激しい実証の病を頓挫させるのに用います。例えば、吐くことも瀉すことも不能となった乾霍乱に苦しむ場合や、脚の病による瘀血が心を衝いて心下絞痛する場合、あるいは下焦の冷えが強くなって起こる奔豚や疝気の発作によって、臍周囲や腹が絞痛する場合などに用います。また、邪毒の痞塞した患部に用いたり、結ぼれを解き、腹中に停滞した物を排出させるためにも用います。

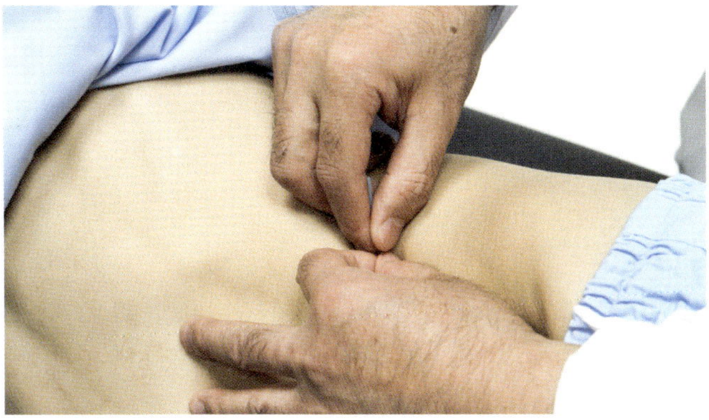

実した硬い部分に対して行う鍼法です。目的の部位に弾入切皮した後は、抜き刺ししたり、捻転したり、雀啄したりします。

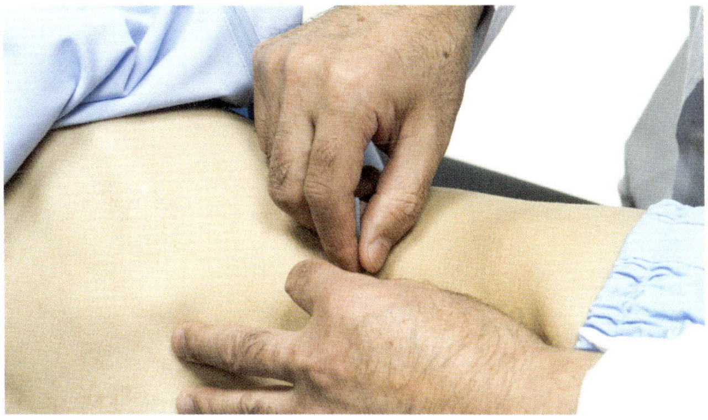

写真は雀啄の様子です。決まったリズムで行うのではなく、動作を速くしたり、遅くしたりするとよいでしょう。

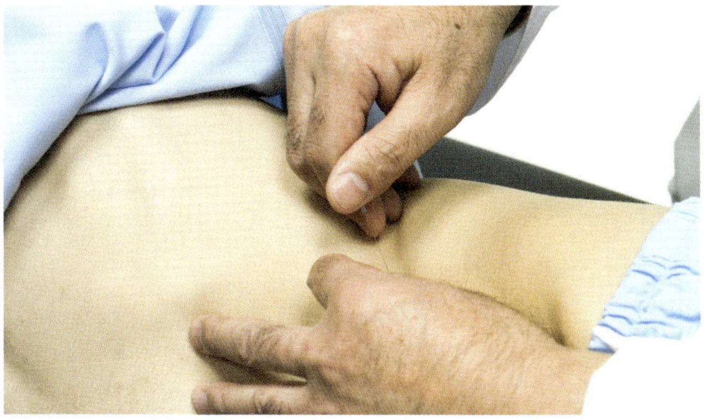

捻転の様子です。前や後ろに乱れるように鍼を動かしましょう。

④屋漏術［おくろうじゅつ］

まず鍼を五分（約15ミリ）ほどまっすぐに皮毛の分に刺入し、五六呼吸の間ほど鍼を捻り、天部の気をうかがいます。そして、五六呼吸の間ほど雨漏りが落ちるように荒く鍼を抜き刺しします。その後、また鍼を五分ほど肌肉の分に刺入し、同じく鍼を捻り、人部の気をうかがってから、荒く抜き刺しします。また更に鍼を五分ほど筋骨の分に刺入し、同じく鍼を捻り、地部の気をうかがってから、荒く抜き刺しします。鍼を引き抜くときもまた、五分ほどまっすぐに引き、鍼を捻った後、荒く抜き刺し、また五分ほど引き、鍼を捻った後、鍼を抜き去り、鍼穴を閉じます。屋漏術は、天人地3段階に瀉法を施す鍼法です。

主治

風寒湿の外邪が体内深く侵攻し、浅い層から深い層まで痺れ、痛みが存在する難解な病を解くのに用います。例えば、中風発作の後遺症にて身体麻痺が存在するような場合、あるいは厚みのある筋肉の麻痺した部位を解き、気血の循環を促すのに用います。

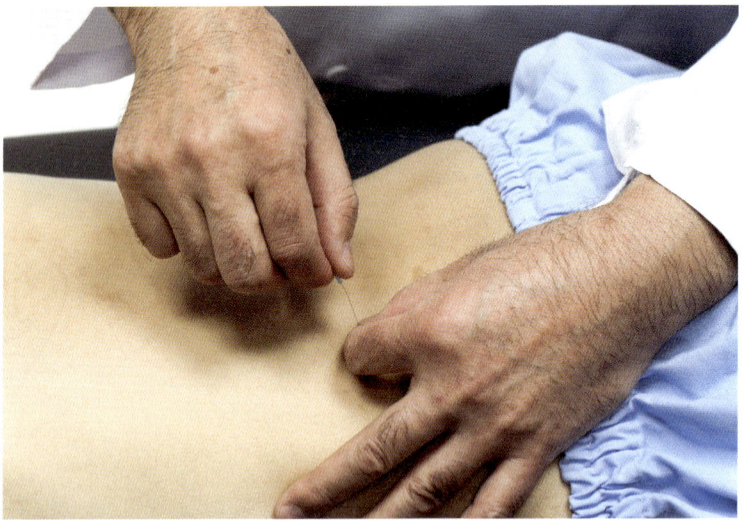

切皮したら、3分の1ほど刺入します。浅い筋層に鍼を留めますが、深さは患者の症状に合わせます。絶対的な基準はありません。

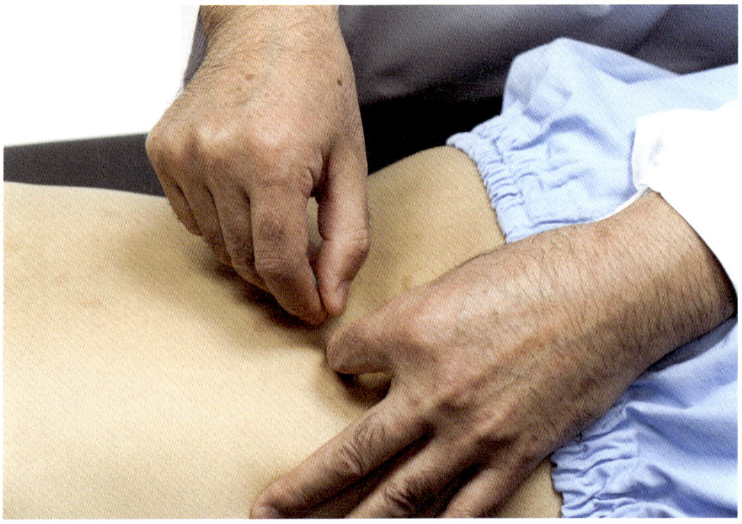

浅い層で捻転します。ゆるみが出てきたら、約20秒～30秒の間、少し荒い雀啄をします。

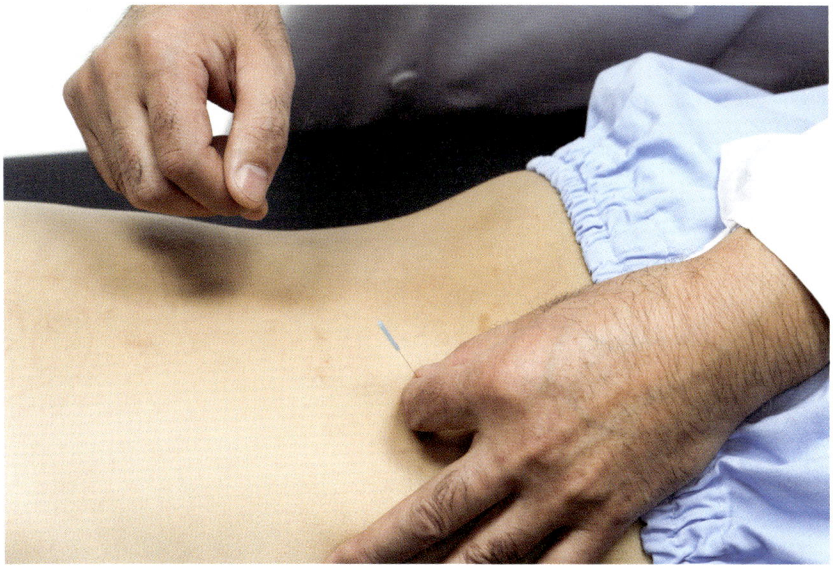

雀啄でゆるんだら、今度は3分の2ほど鍼を進め、そこで同じ動作を繰り返します。写真は鍼を進めた後を撮影しています。最初の雀啄術よりも、上下差を大きくして鍼を抜き刺しします。

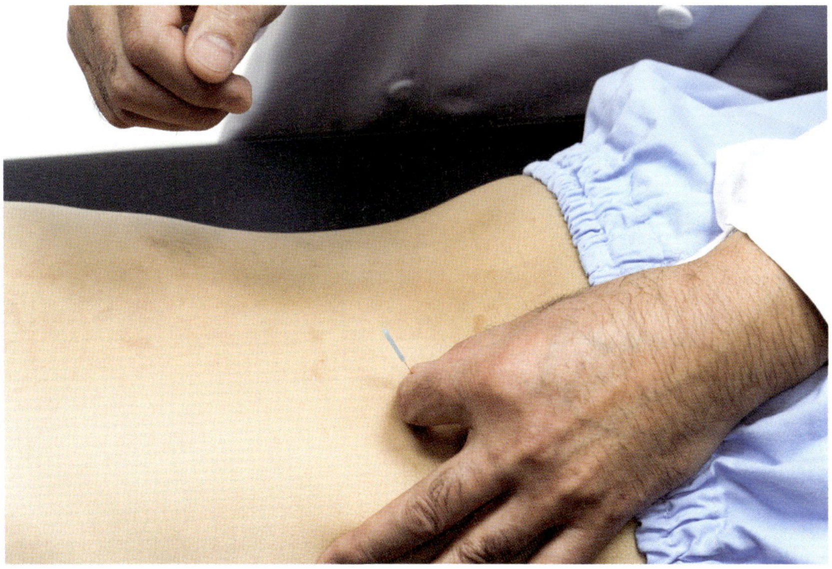

最後は最終的な深さまで刺入して、同じ動作を繰り返します。天人地3段階に厚い筋層の硬結をゆるめていく鍼法です。抜くときも同様に行います。3分の1まで抜いたら雀啄、3分の2まで抜いたら雀啄をして、ゆるみを確認した上で、最終的に抜鍼します。

⑤細指術［さいしじゅつ］

鍼を鍼管に入れ、痛むところに当て、管頭から出た竜頭（鍼柄）の頭を指先にて100～200回ほど細かく叩きます。叩く回数が多いほどよいとされています。叩いた後は鍼、鍼管、押手ともにすぐに皮膚から離して、また別の痛むところに当て、同様に竜頭の頭を叩きます。これを何カ所か施したら、鍼を抜き去ります。細指術は、患部の表層に用いる瀉法です。他に手足への「引き鍼」としても用います。

主治

風寒暑湿の外邪が表層に鬱滞しているのを解くのに用います。例えば、感冒によって悪寒がして発熱し、首と肩と背腰部が強ばって痛む場合に用います。その結果、皮膚や表層筋の緊張を解き、発汗させて、鬱気の発散を促すことができます。

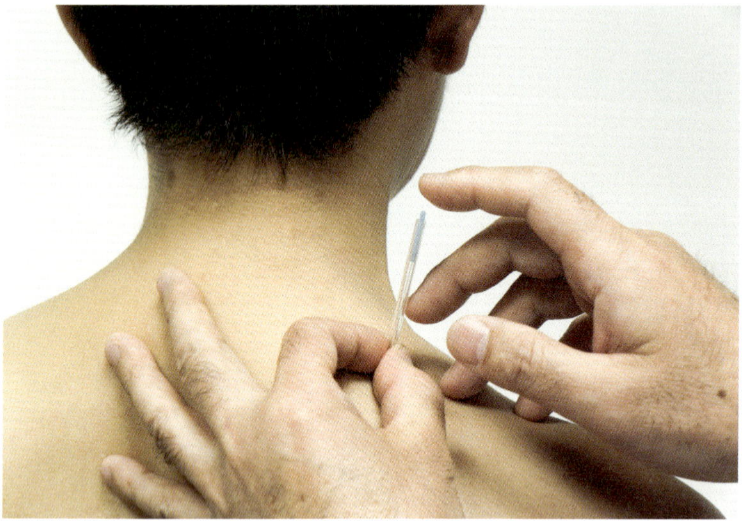

表層の邪熱を散じるときに用いるのが細指術です。風邪の引き始めなどの際、頚肩部の緊張している部位に鍼を当てた後は、鍼管を抜かずに細かく竜頭を叩きます。

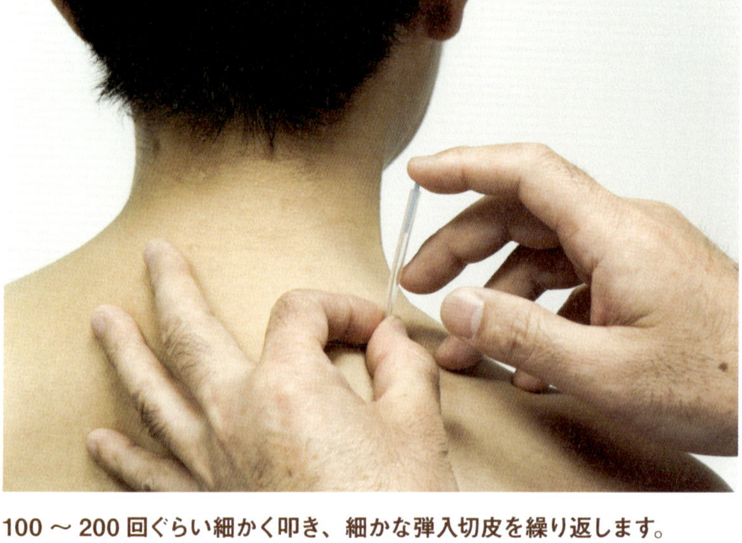

100～200回ぐらい細かく叩き、細かな弾入切皮を繰り返します。

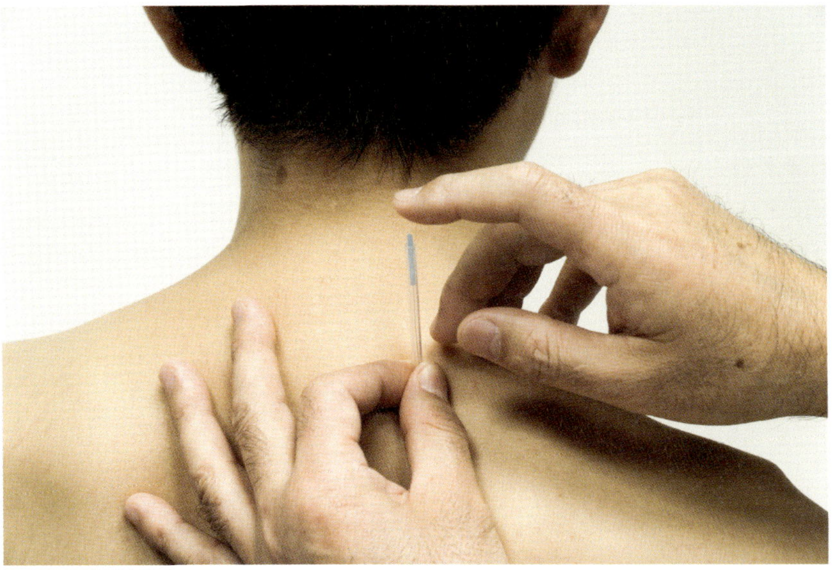

先ほどの部位がある程度ゆるんできたら、別の部位に移動します。

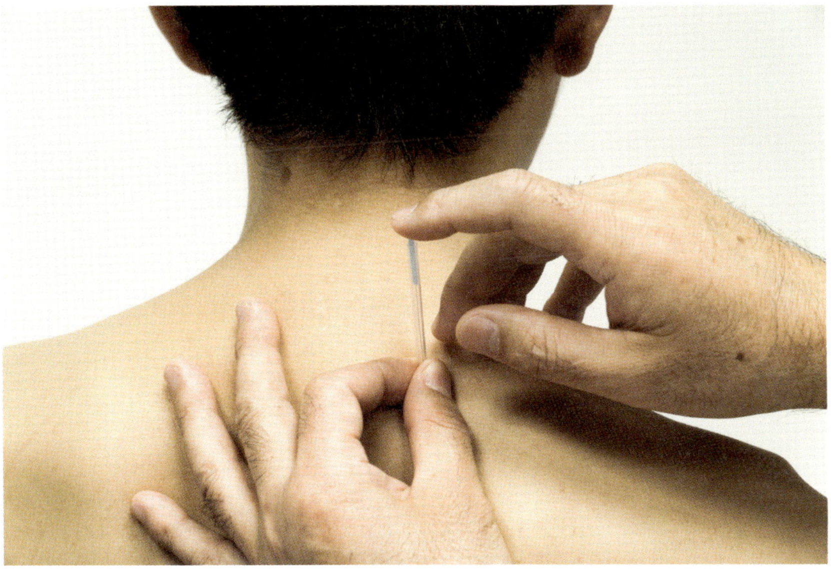

そこで再度、100回ほど細かく竜頭を叩いていきます。これにより肩全体、背部の筋肉全体がゆるみ、発汗してくる場合が多くあります。

⑥四傍天術［しぼうてんじゅつ］

人体の上の方向が天部であり、その天部の中にも天・人・地（左・中間・右）の方向があります。一鍼をもって天部の周囲に鍼を立てるところから、四傍天の術といいます。刺鍼の実際を、中脘を例にとって説明します。まず、中脘穴に鍼をまっすぐに刺入し、久捻した後、皮部まで鍼を引き抜きます。次に、巨闕穴に向けて鍼を刺入し、久捻した後、皮部まで引き抜きます。次に、左不容穴に向けて鍼を刺入し、久捻した後、皮部まで引き抜きます。次に、右不容穴に向けて鍼を刺入し、久捻した後、皮部まで引き抜きます。次に、左承満穴に向けて鍼を刺入し、久捻した後、皮部まで引き抜きます。次に、右承満穴に向けて鍼を刺入し、久捻した後、皮部まで引き抜きます。以上、6方向に刺鍼転向法を行います。

◎ DVD の映像では四傍天術から四傍人術、四傍地術まで通して撮影しています。

主治

刺鍼部位より上部方向に広く病がある場合に用い、筋拘攣をゆるめ鬱気を散じさせます。例えば中脘穴より上に向けて刺すならば、胸膈内に痰が痞えて痛みがある場合や、嘔吐悪心する場合、肺や気管支の病などに用いることができます。

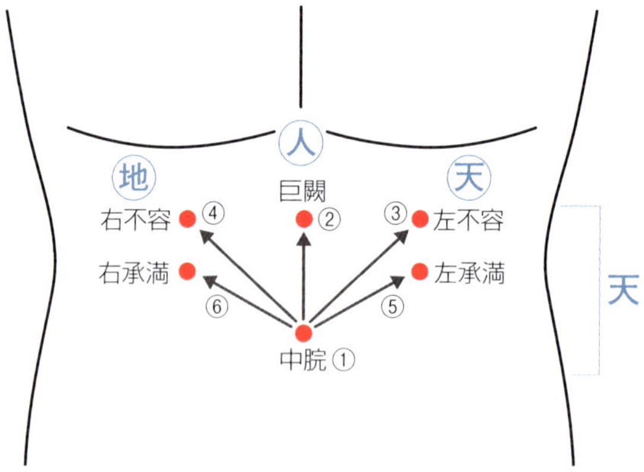

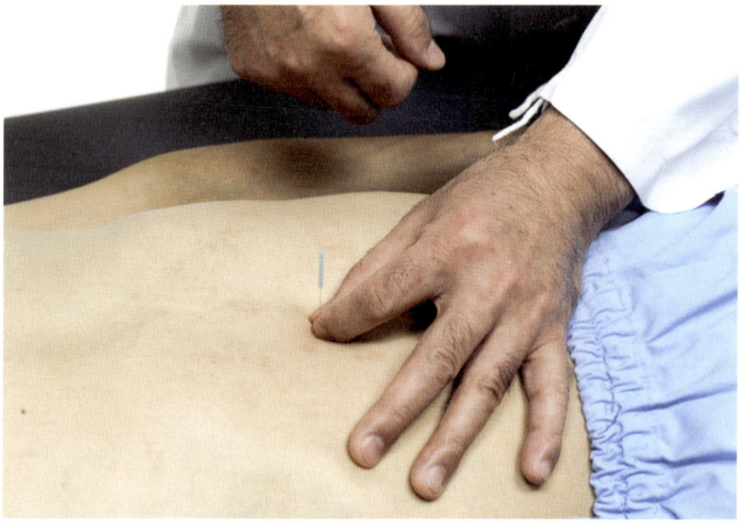

非常に広い範囲の邪毒が実した場合にこのような手技を使いますが、吐くにも吐けないような極めてまれなケースに使われる術です。まず中脘に弾入切皮します。最初は直刺です。

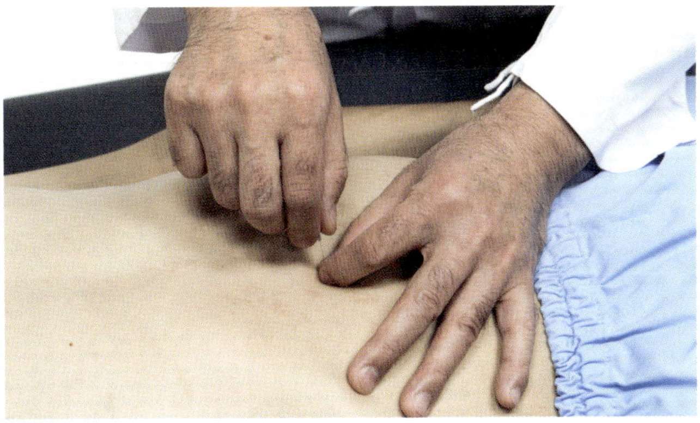

目的の深さまで達したら鍼を捻り、皮１枚のところまで鍼を抜いていきます。

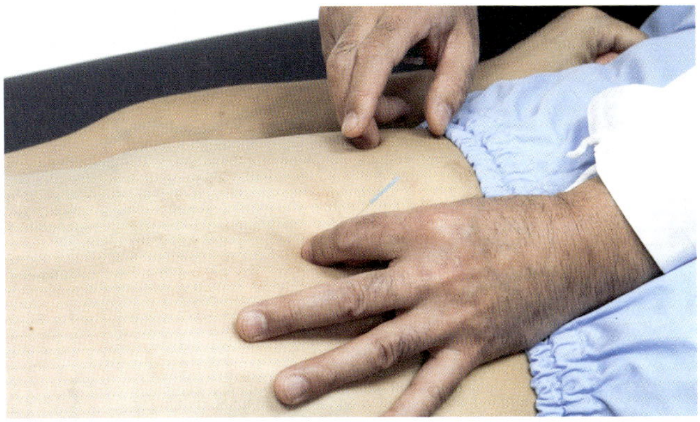

皮膚の皮１枚のところまできたら、巨闕に向かって刺入していきます。

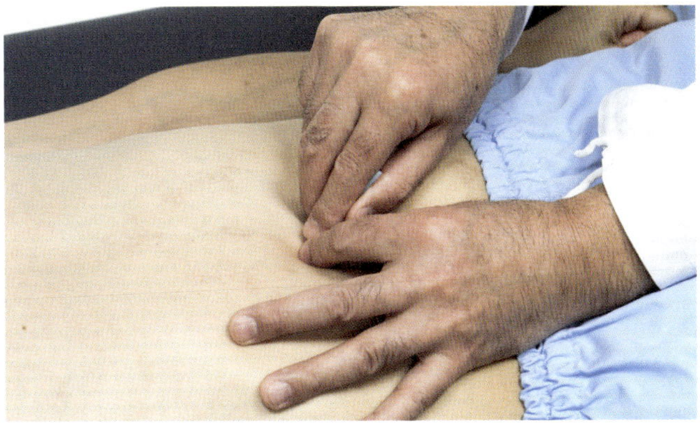

目的の深さまで達したら、そこで鍼を留めてよく捻ります。

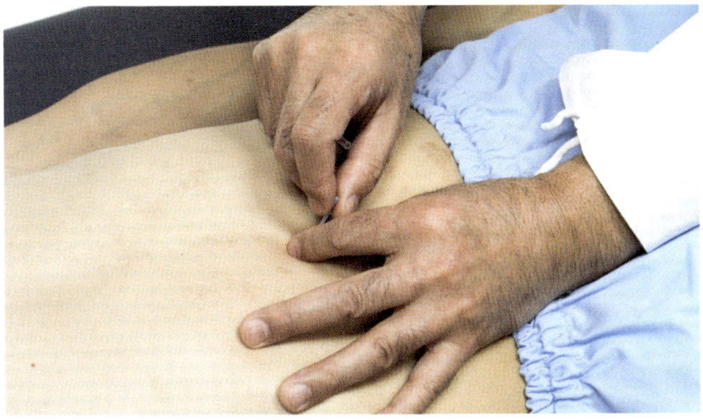

巨闕の治療が終わったら抜鍼していき、皮一枚のところで留めて左の不容に向けて刺鍼転向します。あとの手順は同じです。右不容、左承満、右承満と治療していき、最後は右承満からそのまま抜鍼します。なお写真は右承満に向けて刺入しているときのものです。

⑦四傍人術［しぼうじんじゅつ］

人体の左右横の方向が人部であり、その人部の中にも天・人・地（上・中間・下）の方向があります。中脘穴を例にとれば、まず、左梁門穴に向けて鍼を刺入し、久捻した後、皮部まで引き抜きます。次に、右梁門穴に向けて鍼を刺入し、久捻した後、皮部まで引き抜きます。次に、左関門穴に向けて鍼を刺入し、久捻した後、皮部まで引き抜きます。次に、右関門穴に向けて鍼を刺入し、久捻した後、皮部まで引き抜きます。次に、左太乙穴に向けて鍼を刺入し、久捻した後、皮部まで引き抜きます。次に、右太乙穴に向けて鍼を刺入し、久捻した後、皮部まで引き抜きます。次に、左滑肉門穴に向けて鍼を刺入し、久捻した後、皮部まで引き抜きます。次に、右滑肉門穴に向けて鍼を刺入し、久捻した後、皮部まで引き抜きます。以上、８方向に刺鍼転向法を行います。

主治

刺鍼部位の左右両脇に広く病がある場合に用い、筋拘攣をゆるめて鬱気を散じさせます。例えば中脘穴より左に向けて刺せば、胃中のガスをゲップとして排出させ気持ちよくさせます。右に向けて刺せば、胃中の食滞や水滞を腸へと下し、胃をスッキリさせます。具体的には、胸脇部が脹って胸の中が息苦しかったり、気が塞がっている場合などに用いると、横隔膜を広げ、苦満感を和らげる効果があります。

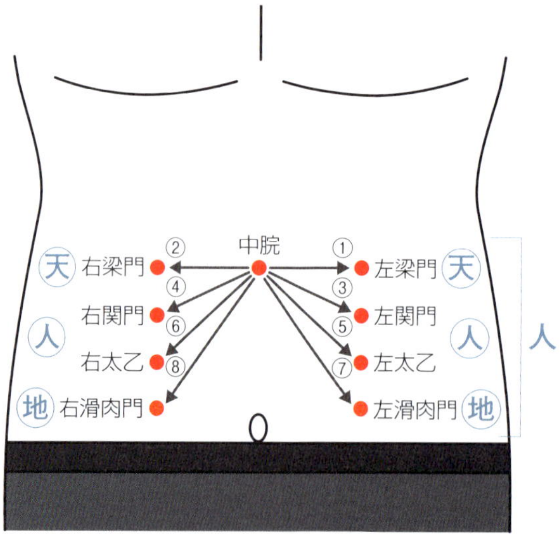

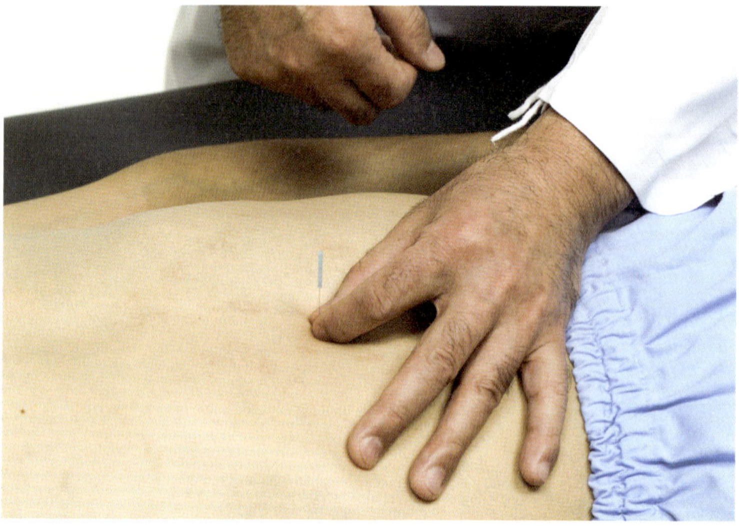

四傍天術と同じように、中脘から始めます。

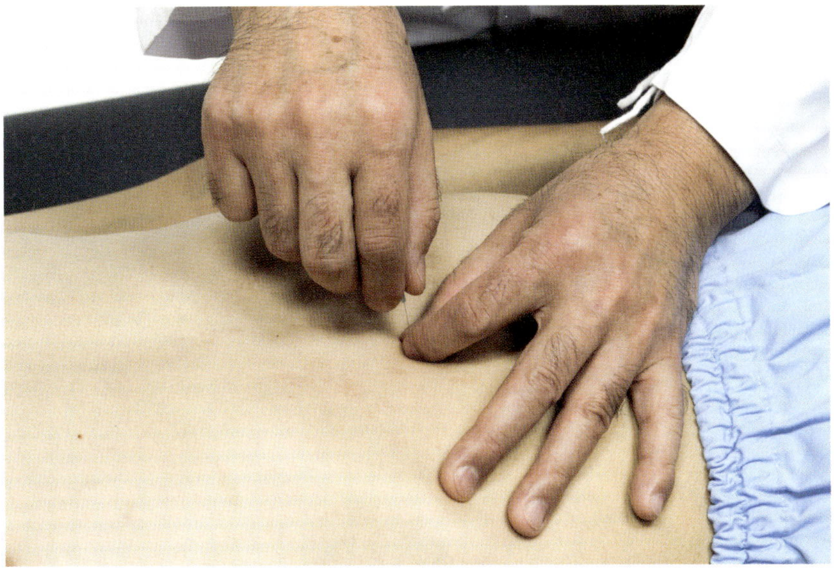

鍼をよく捻った後、皮１枚のところまで鍼を抜いていきます。

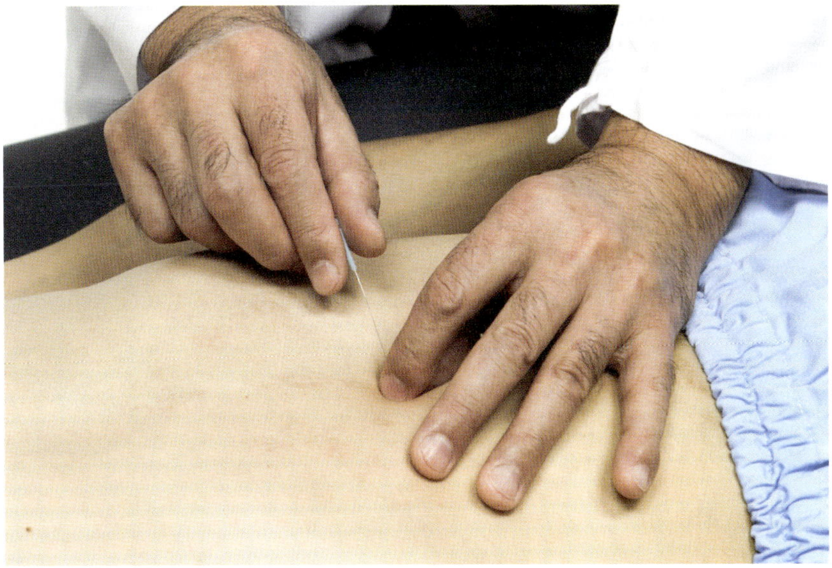

皮１枚の位置で刺鍼転向して、左梁門に向けて刺していきます。後の手順は同じです。

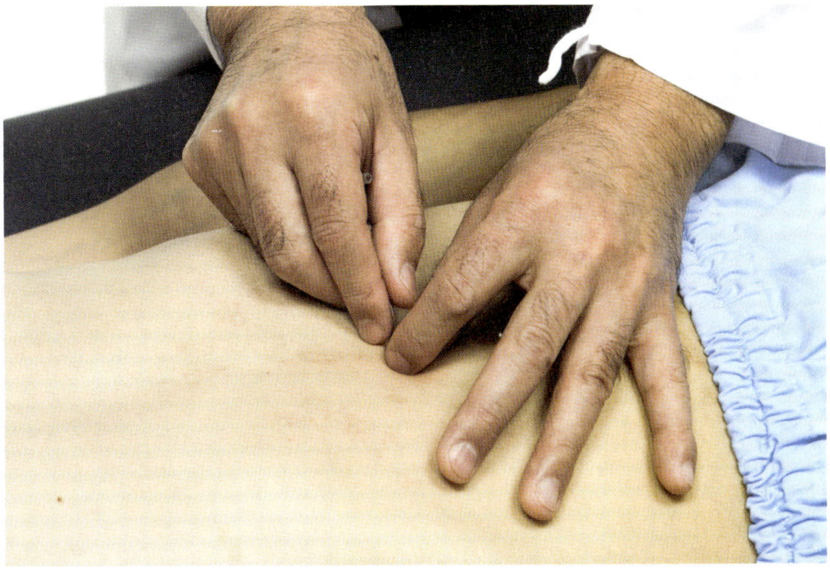

写真は右梁門に向けて鍼を刺入したときのものです。

⑧四傍地術［しぼうちじゅつ］

人体の下の方向が地部であり、その地部の中にも天・人・地（左・中間・右）の方向があります。中脘穴を例にとれば、まず左天枢穴に向けて鍼を刺入し、久捻した後、皮部まで引き抜きます。次に、右天枢穴に向けて鍼を刺入し、久捻した後、皮部まで引き抜きます。次に、水分穴に向けて鍼を刺入し、久捻した後、皮部まで引き抜きます。以上、3方向に刺鍼転向法を行います。

主治

刺鍼部位より下部方向に広く病がある場合に用い、筋拘攣をゆるめ、鬱気を散じさせます。例えば中脘穴より下に向けて刺す場合、腸が不快にゴロゴロと鳴ったり、臍周囲がキリキリと痛んだり、大小便が出難かったりして下腹部が痛むときなどに用い、症状を改善させることができます。

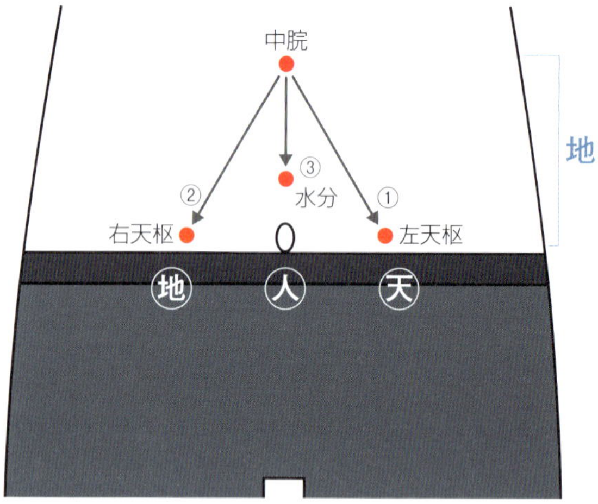

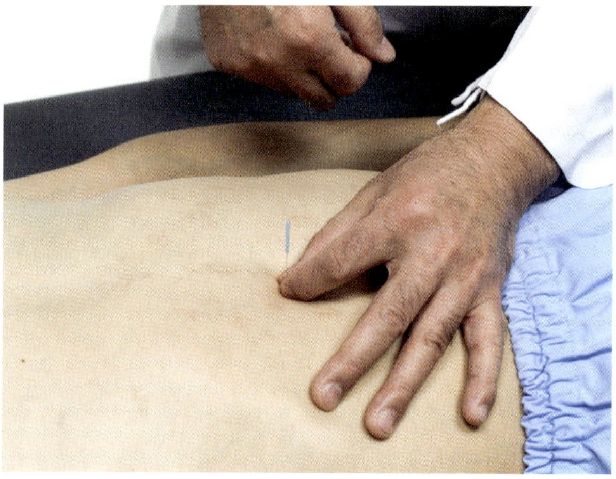

中脘からスタートします。

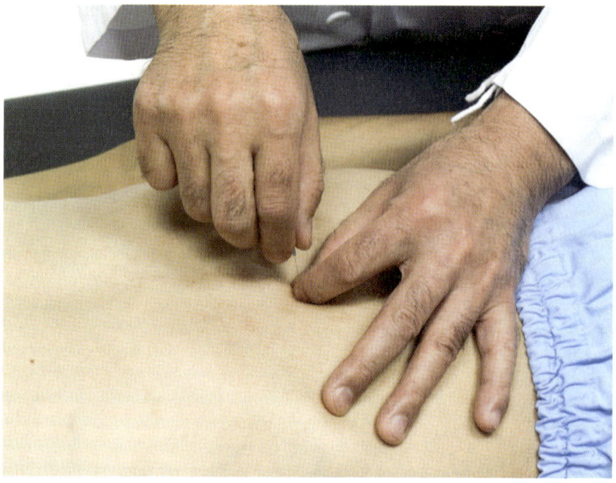

捻転した後、皮１枚のところまで鍼を抜いて左天枢、右天枢に向けて刺入していきます。

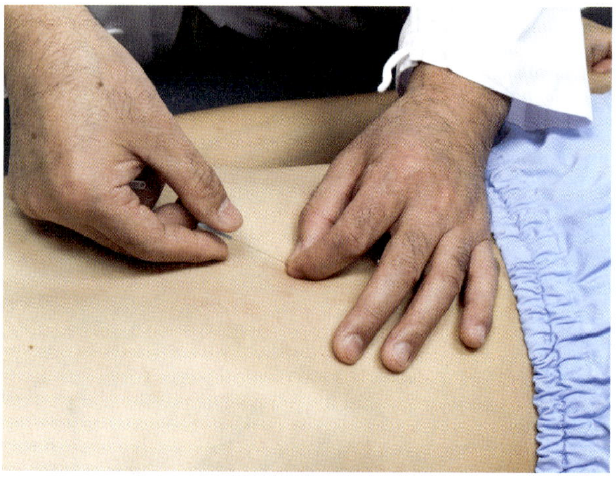

最後は水分に向けて刺入した後、抜鍼します。

⑨三調術［さんちょうじゅつ］

まっすぐに鍼を五分（約15ミリ）ほど皮毛の分に刺入し、六七呼吸の間（約30秒～40秒）、押手で強く穴の部位を押して、肺の虚実を調えます。

次に呼気時に鍼を入れ、吸気時には鍼を留める方法で、五分ほど肌肉の分に刺入し、同様に押手で強く押して、脾の虚実を調えます。さらに、まっすぐに五分ほど筋骨の分に刺入し、同様に押手で強く押して、腎の虚実を調えます。その後、十六呼吸の間（約2分）ほど久捻したら、速やかに鍼を引き抜き、鍼穴をすぐに閉じます。三調術は、天人地3段階に気を調える穏やかな鍼法です。

主治

皮毛の部、肌肉の部、筋骨の部、三部の気を自然に調和させます。各部において痛みや緊張や熱などの邪気があれば瀉のイメージで、力なく弛緩して冷えがあれば補すイメージで、表層から深層までを全体的に調えます。例えば産後や久病後の虚寒の病態で、表層から深層まで虚して冷えて拘攣している場合や、臓腑は虚状を呈しているにもかかわらず皮下に邪気があり、筋層が拘攣している場合などに用います。

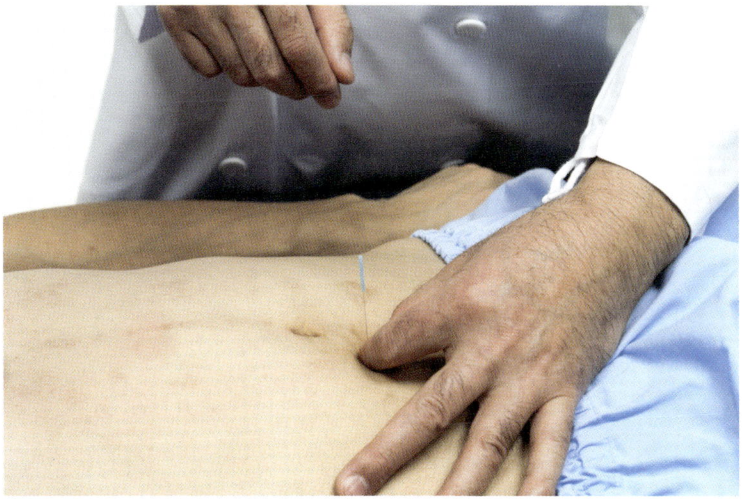

三調術は屋漏術を穏やかにした手技です。まず弾入切皮をした後、浅い層まで刺入します。

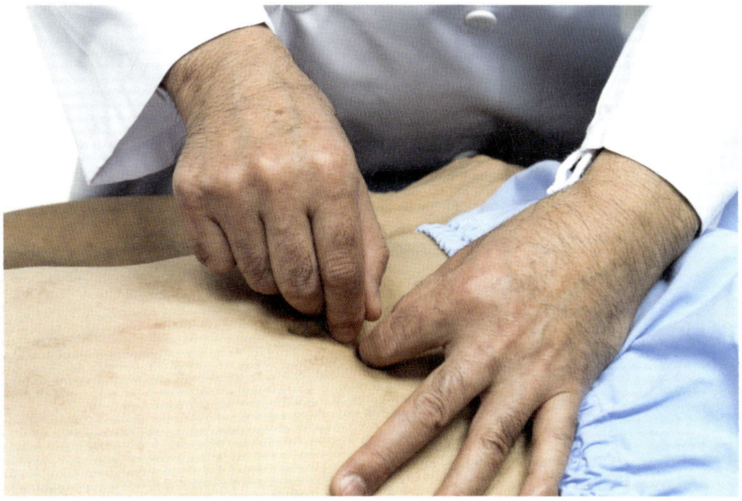

刺入した後は呼吸にしたがって30秒～40秒ほど、押手を穴に押しつけたり引いたりして、天の気、つまり浅い層の気を調えます。

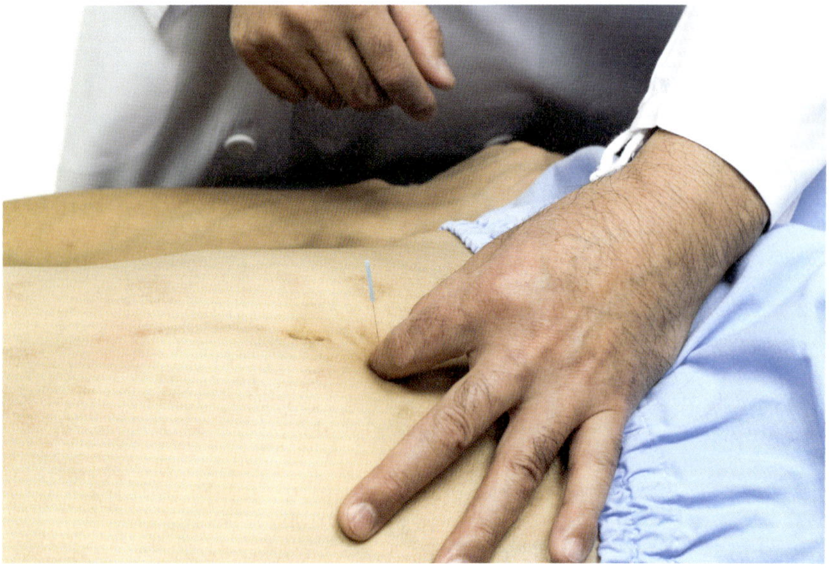

気が調ってきたら、次に3分の2の深さまで鍼を刺入します。

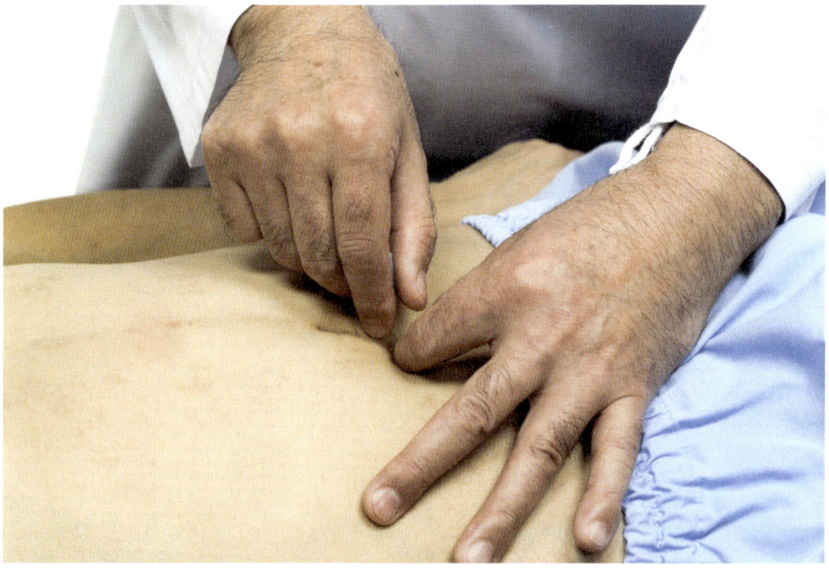

3分の2の深さで30秒～40秒ほど呼吸にしたがって、押手を穴に押しつけたり引いたりして、人の気、つまり中間層の気を調えます。

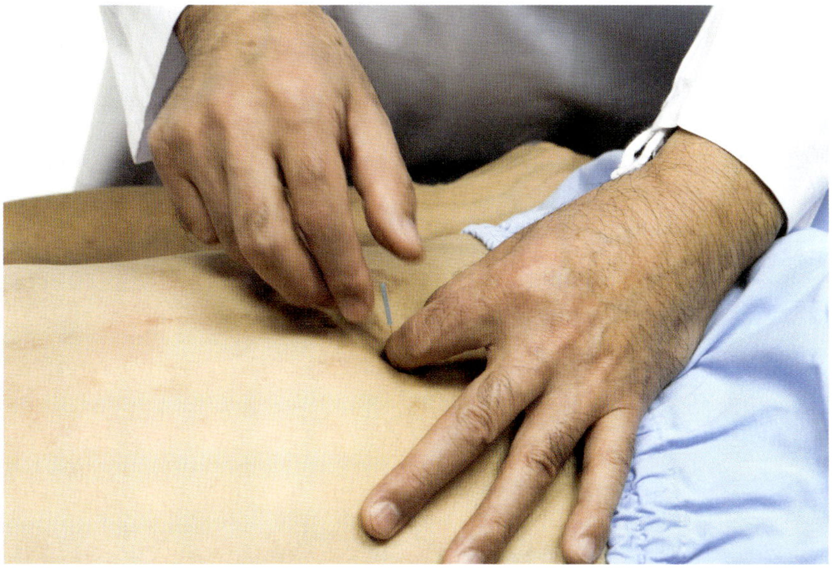

その後、一番深い層まで鍼を刺入します。

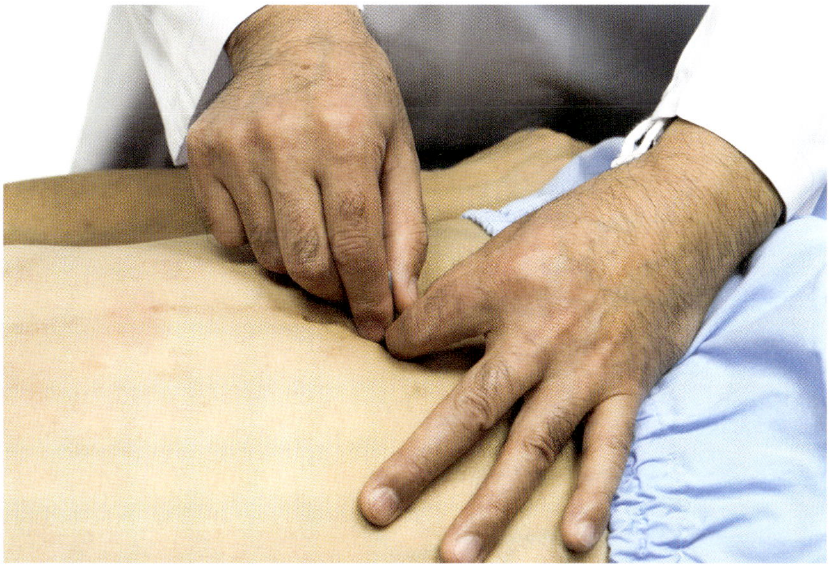

目的の深さまで刺入した後、2分間ほどよく鍼をひねって気を調え集めます。鍼先が温まったら、気が調ったサインです。すみやかに抜鍼して鍼穴を閉じましょう。

⑩気行術［きこうじゅつ］

痛むところの穴に鍼を目的の深さまで刺入し、よく捻って気を離した後、押手の中指の脇に刺手の中指を立て、母指の方向へ示指で竜頭（鍼柄）を打ちつけ、鍼を振動させます。こうすれば、速やかに気がめぐります。また気行術は、催気法としても効果的です。

主治

痺症のように、風寒湿の外邪により経絡の気が阻まれ、めぐらない病態に用います。例えば、上下肢の麻痺や、気のめぐりが悪いことにより、大小便が秘結したり、月経不調となる場合には、直接患部に用いて気をめぐらします。また、経絡の気が逆上して、嘔吐したり、大小便が出にくかったり、陰茎の痛みや産後の血暈などが起こる場合には、手足の要穴に気を強く引く目的で用います。

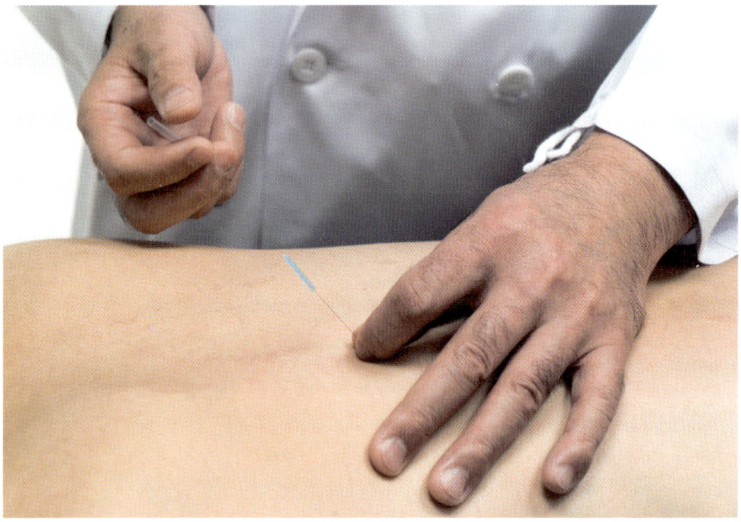

膈兪を例に説明します。まず目的の深さまで刺入します。

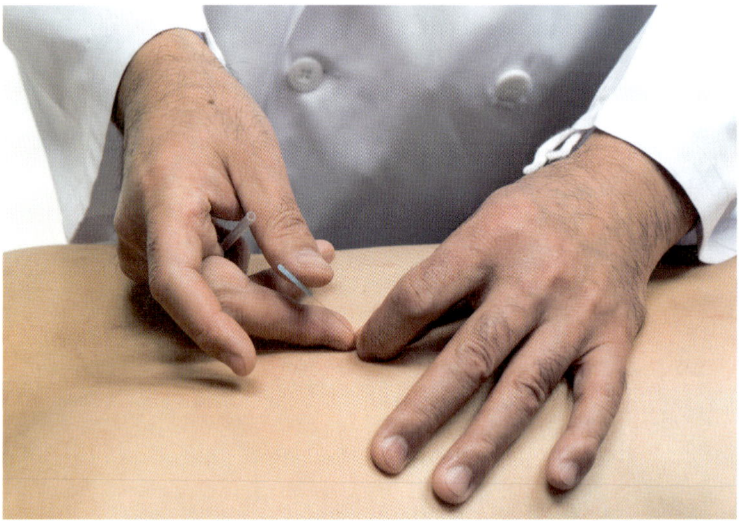

中指を押し手のつまみ口の脇に当て、母指を鍼柄にそえます。

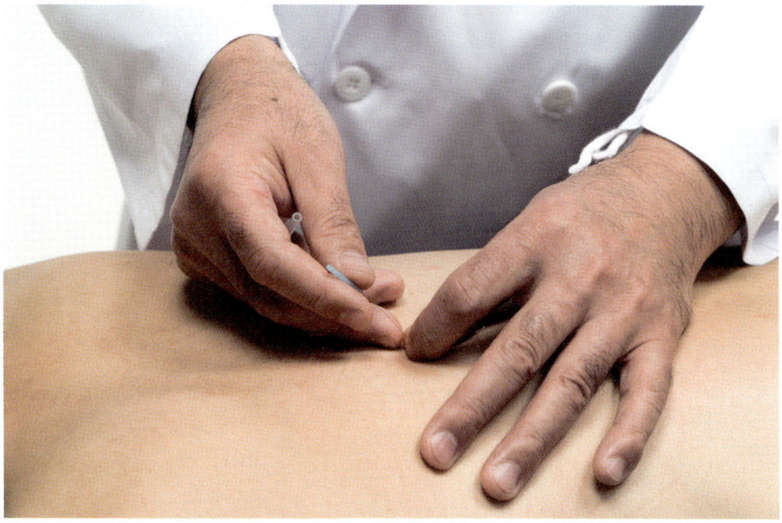

示指を鍼柄に叩きつけ、鍼を振るわせます。こうすることで鍼体に微妙なふるえが伝わり、得気しやすくなります。得気したら、雀啄してもよいでしょう。複合術としてもよく使われます。

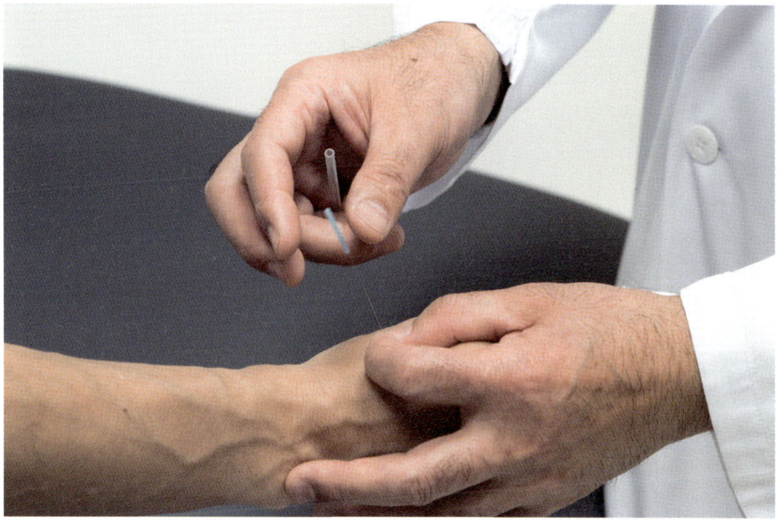

気行術は例えば、のぼせや首肩の痛みがある場合に、手の要穴に気を引くために用いることがあります。切皮後、浅く刺入して、母指を鍼柄にそえます。

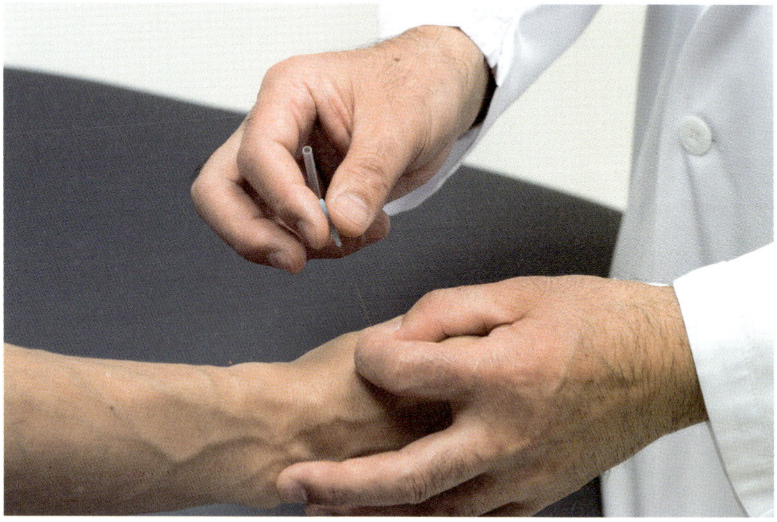

細かく示指を叩きつけて、鍼を振るわせます。

⑪三法術［さんぽうじゅつ］

まっすぐに鍼を刺入したら、いったん皮部に引いた後、前を刺し、その次に後ろを刺します。『霊枢』九鍼十二原篇にある「斉刺（＝三刺）」を１本の鍼で行うものです。一鍼ごとに刺法を与えることから三法と言われます。中脘穴を例に説明すると、まず中脘穴に直刺し、久捻して気を離した後、皮部まで鍼を引き抜き、次に左梁門穴に斜刺して久捻し、また皮部まで引き抜き、更に右梁門穴に斜刺して久捻し、鍼を抜き去ります。三法術は、３方向へ刺鍼転向法を施す鍼法です。

主治

寒邪による疼痛部位がやや深く、広い範囲に及んでいる場合に用い、冷えを温め、疼痛を緩快させます。例えば、寒邪や痰飲による積聚や、下腹部が冷えてキリキリと痛み、拘攣する場合などに用います。

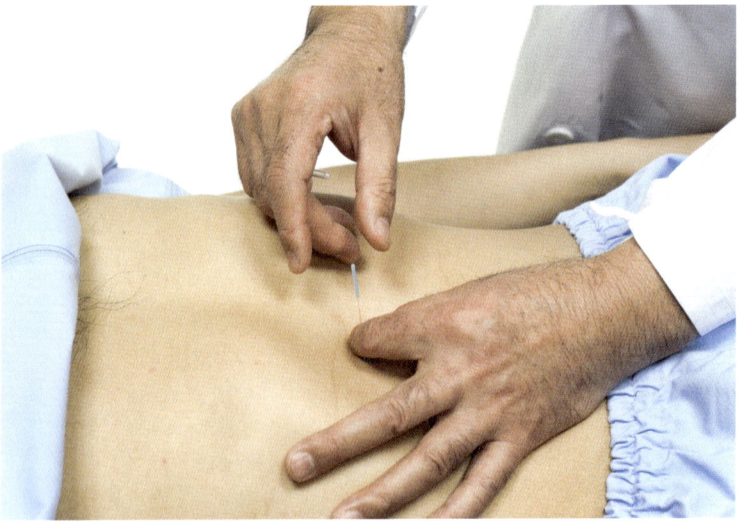

１カ所から３方向に向かって鍼を刺入する術で、前述の四傍天人地術をより簡便にしたものだと言えます。まず刺入します。

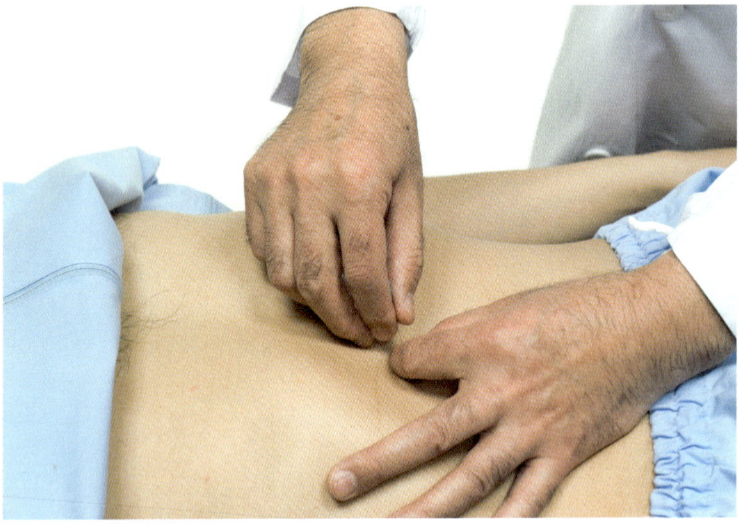

直刺で目的の深さに達したところでよく捻ります。

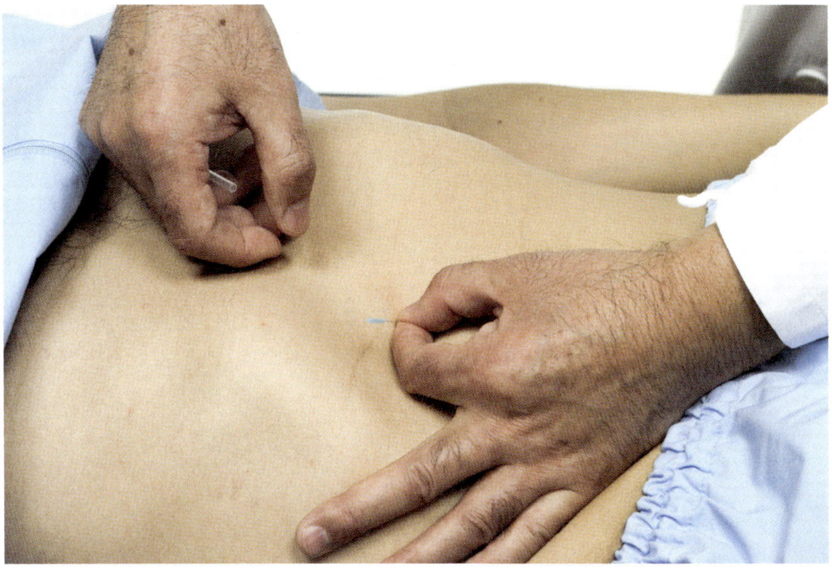

その後、皮1枚のところまで鍼を引き、その位置で左の梁門に向かって刺入します。

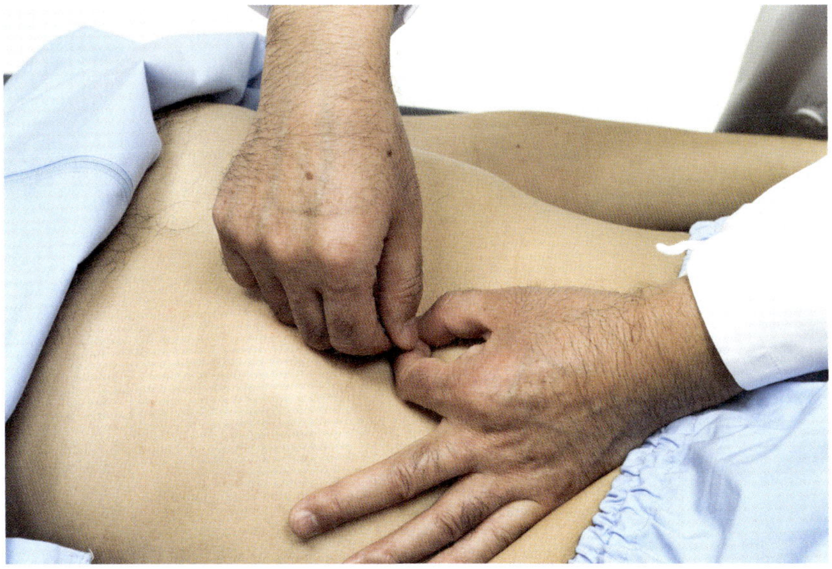

目的の深さに達したら、そこでよく捻ります。

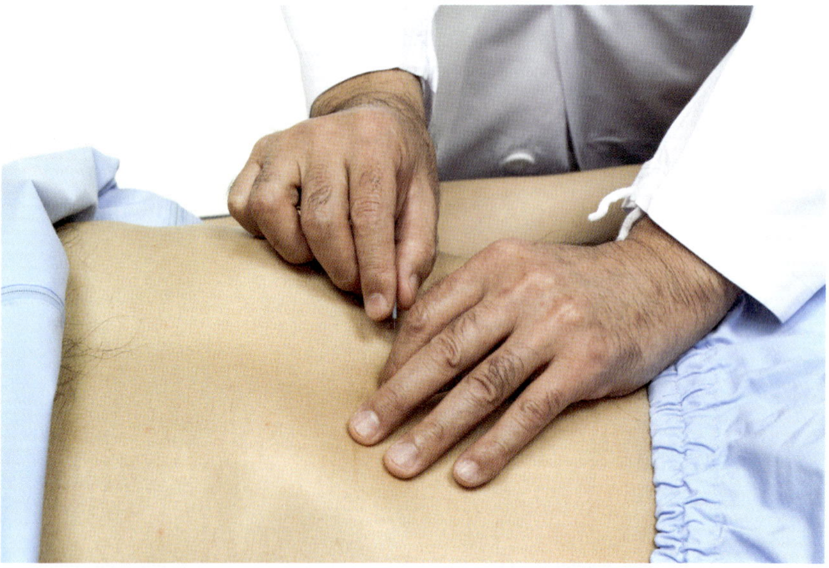

今度は右の梁門に刺鍼転向します。

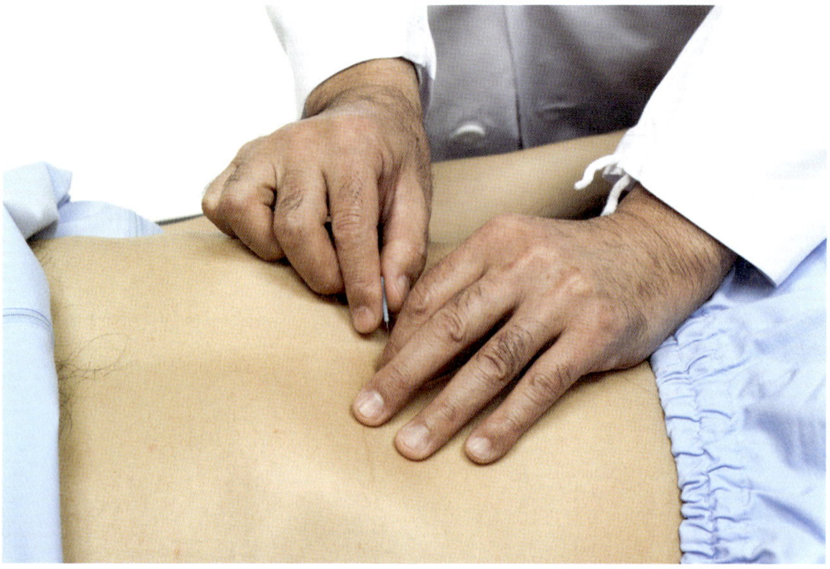

目的の深さに至ったら、そこでまたよく捻ります。あとは抜鍼して鍼穴を閉じます。

⑫円鍼術 [えんしんじゅつ]

円とは「めぐらす」という意味で、鍼を刺入するときに、鍼と押手とを患者の皮膚とともに右にめぐらしながら刺入します。目的の部位まで至ったら、しばらく捻り、その鍼を今度は逆方向の左にめぐらしながら抜きます。円鍼術は、中国明代に行われていた「十四法」中の盤法を日本的に応用した鍼法です。

主治

主に腹部が外実内虚の症状を呈する場合に用いられ、表層では邪気を瀉し、拘攣をゆるめ、深層では虚を補い温める効果があります。例えば、激しい吐き下しや、腹内の疼痛がある場合、あるいは小腸の動きが悪く腹痛が生じた場合に用います。

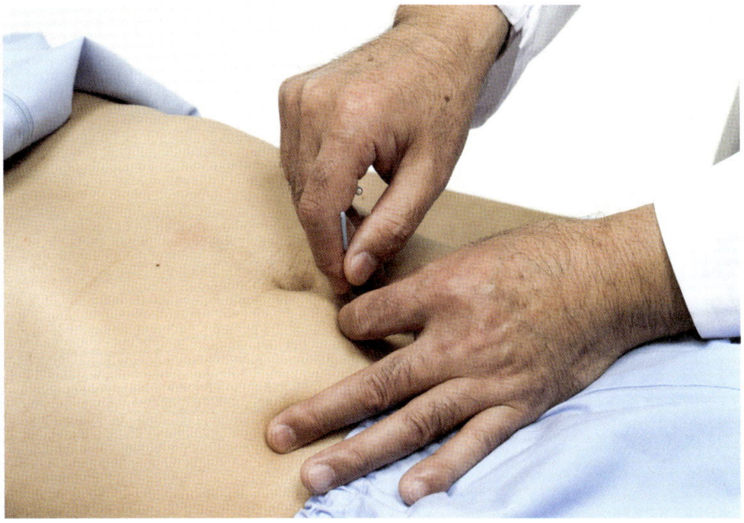

弾入切皮したら、刺入を浅い層で一度ストップします。手は刺入時の形のままにしておきます。

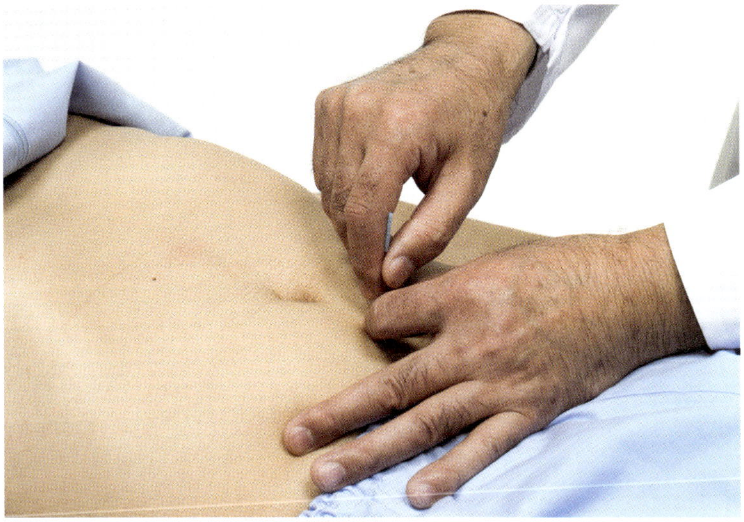

この位置で、押手と刺手をそろえて円を描くように鍼を回します。

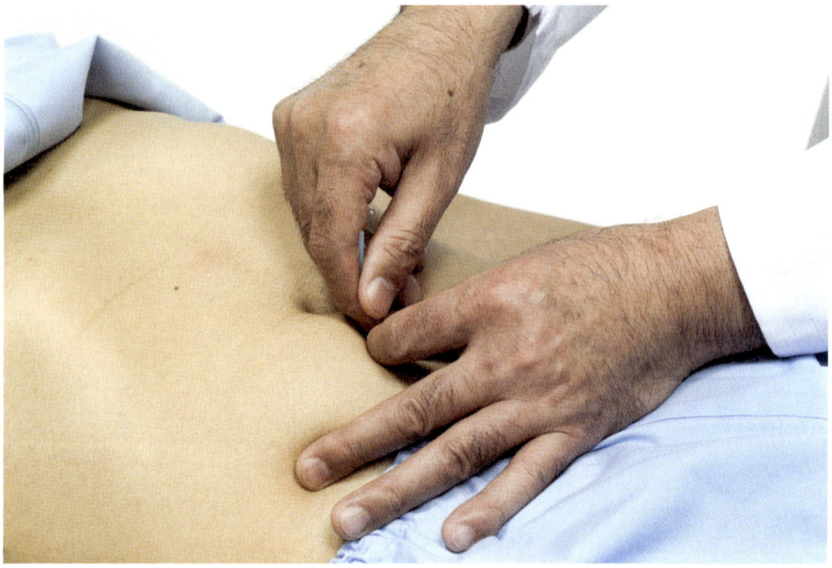

ゆっくり時計回りに回していきます。

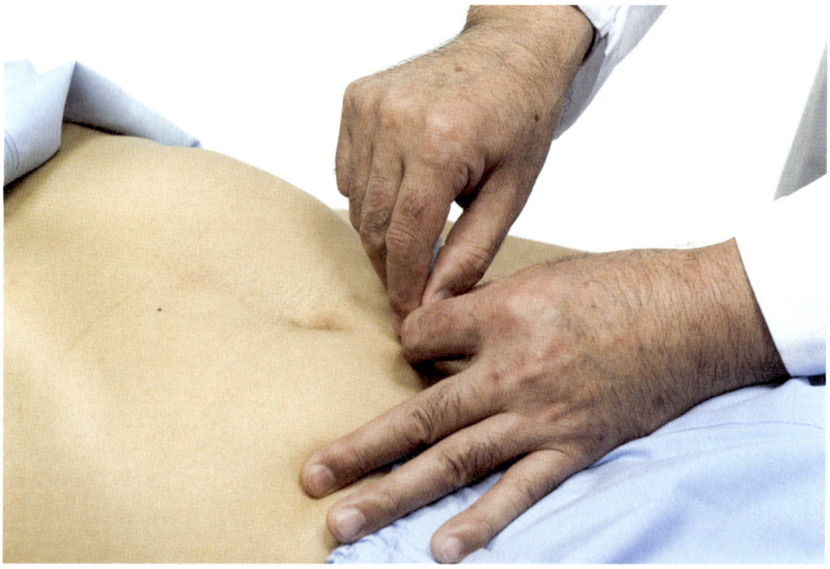

回し終わったら、鍼を少し刺入し、またその位置で同様に鍼を回します。これを繰り返し、深い位置まで刺入していきます。浅い層では邪気を瀉す目的で行いますが、刺入が深くなるに従って、鍼尖はあまり動かなくなってきます。そのため、むしろ深い層においては、気を集める補法的な効果となります。鍼を抜くときには反対側に回しながら抜鍼します。鍼穴をよく閉じます。

⑬温鍼術［おんしんじゅつ］

まっすぐに鍼を肉分まで刺入し、100 呼吸（10 分程度）の間ほど久捻します。その後、鍼を抜くときに、押手の母指にて押し、示指は浮かべ、次に示指にて押し、母指は浮かべ、押手を 90 度回転させた上で、また母指にて押し、示指にて押し、押しながら自然に鍼を抜いていきます。『霊枢』九鍼十二原篇の「按じて鍼を引く、これを内温という。血は散ずることを得ず、気は出ることを得ず」という文言に基づいたものです。

主治

主に、冷えた腹部や局所を温める目的で用います。例えば、虚寒によって水瀉性の下痢をする場合や、瘀血が下焦に停滞し、月経不順となっている場合、霍乱や傷寒にて陰証に陥り、嘔吐・下痢する場合などに用います。

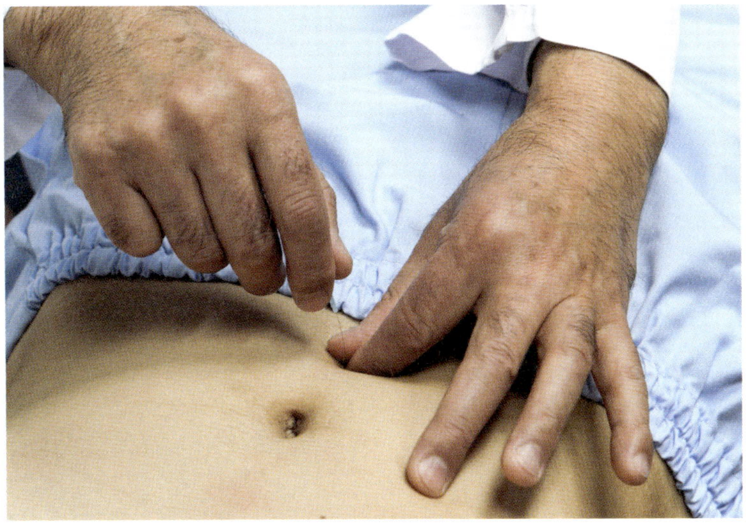

温鍼術は補法の代表的な手技の1つです。まず虚したり冷えたりしているところで目的の深さまで刺入します。

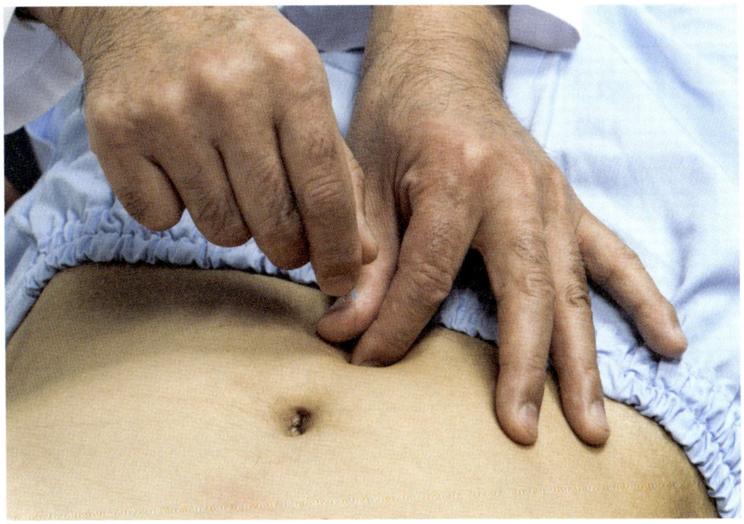

その位置で 100 呼吸ほどゆっくり鍼を捻ります。長い時間ゆっくり気を集め、温めることが目的です。

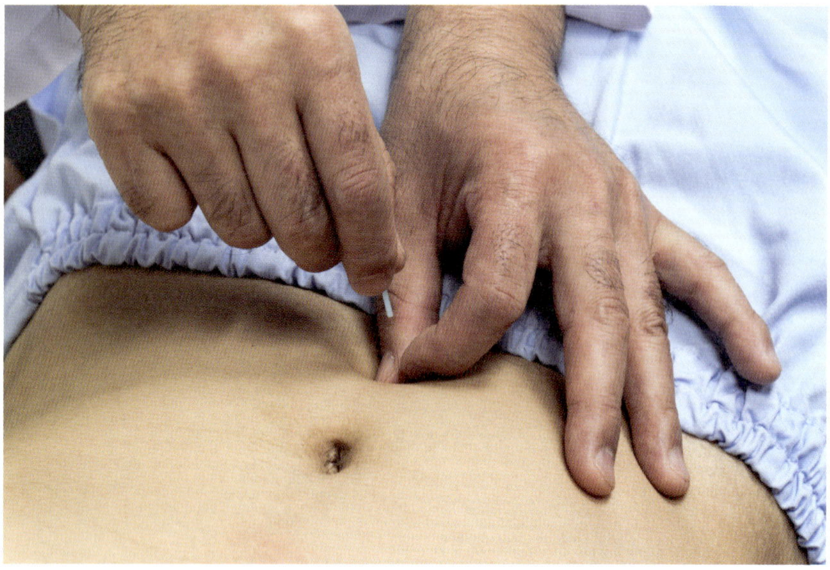

気が集まって鍼の下に気が充実してきたら、それをもらさないように抜鍼しますが、鍼を抜くときにこの押手の特徴があります。鍼を抜きながら母指を肌に沈めます。

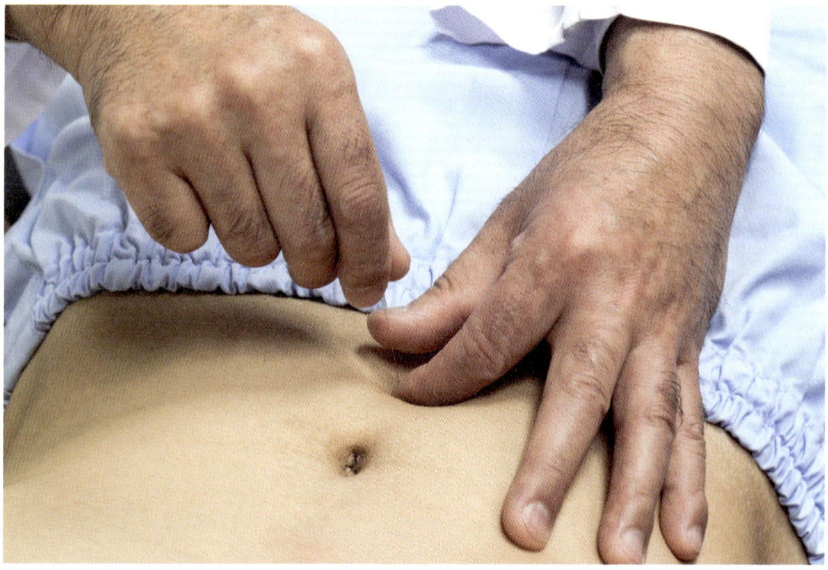

母指を肌から離すと同時に示指を沈めます。

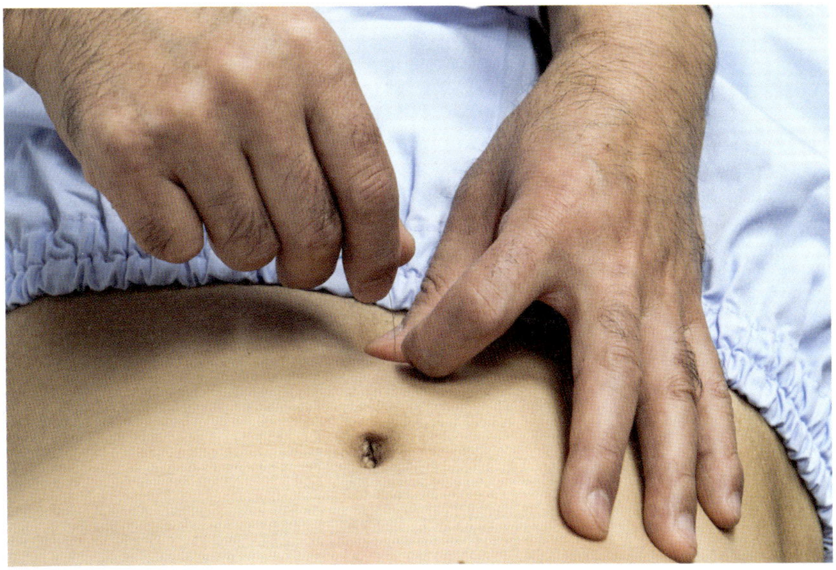

押手を 90 度回転させて、また母指を肌に沈めます。

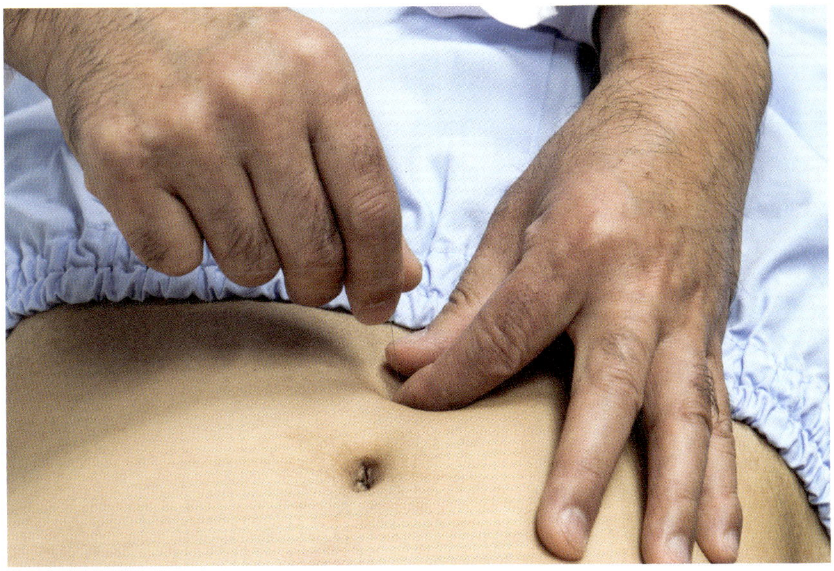

母指を肌から離すと同時に示指を沈め、自然に鍼が抜けるようにします。鍼穴は示指にて素早く閉ざします。

⑭暁の鍼［あかつきのはり］

鍼を鍼管に入れ、穴の上に当て弾入します。その鍼管を取って鍼を二三分（約5ミリ）刺入したら、またその鍼管を鍼にはめ、細指術のように細かく管頭を叩きます。またその鍼管を取って鍼を二三分刺入し、その鍼管を鍼にはめ、細指術のように細かく管頭を叩きます。このように2、3度同じ動作を繰り返し、適当な深さまで刺入します。鍼を引き抜くときも、二三分引いては細指術のように叩き、最後に一分ほど引き細指術のように叩いた後、鍼を抜き去ります。虚証の患者には素早く鍼穴を閉じ按じ、実証の患者には鍼穴を閉じずに四五呼吸待ってから、ゆっくりと鍼穴を閉じ按じます。暁の鍼は、今日でいうところの「示指打法」を段階的に用いる鍼法です。

主治

虚痛、実痛、すべての疼痛に用いることが可能です。例えば、四肢の疼痛、疝気、胸痛・胸満、淋病、月経不調、嘔吐・不食などに用い、管頭を叩く振動により、疼痛を和らげ、気血の循環を調えます。

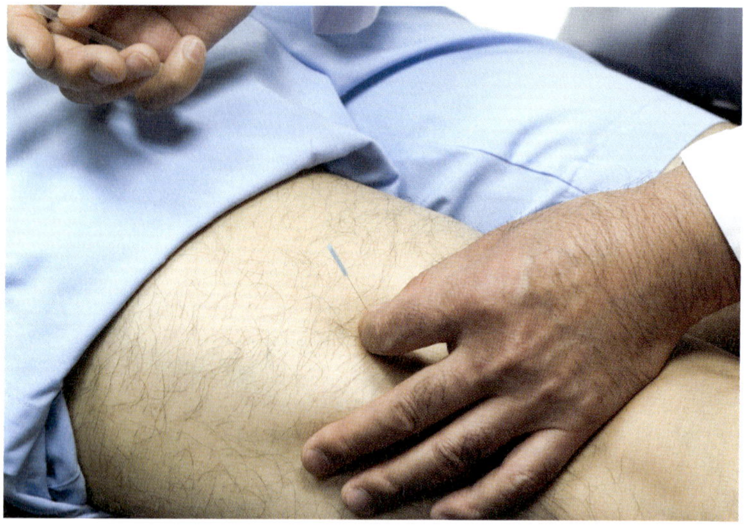

暁の鍼は2段階ないしは3段階に鍼を刺入しながら、鍼管をはめて鍼管の頭を叩く手技です。まず弾入切皮します。

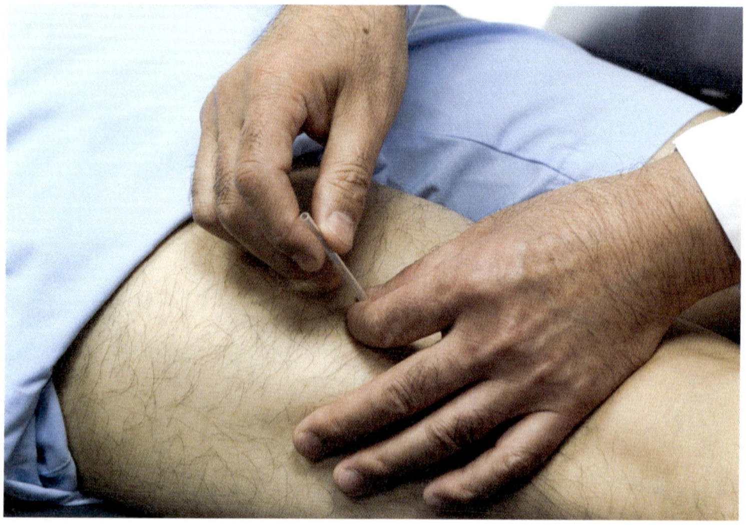

浅い層まで5ミリほど刺入したら、鍼管をはめます。

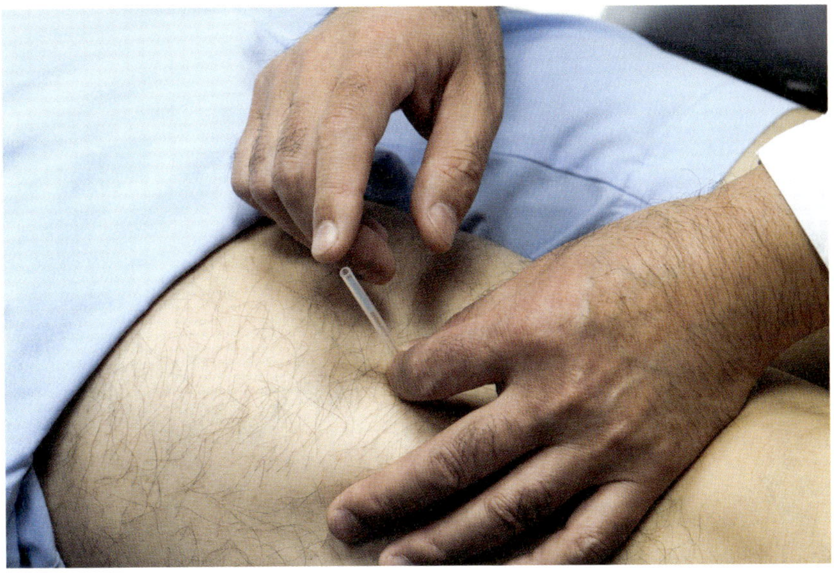

鍼管の頭を叩きます。これにより微妙な振動が筋層に伝わり、邪熱が瀉され、その層の緊張がゆるんできます。

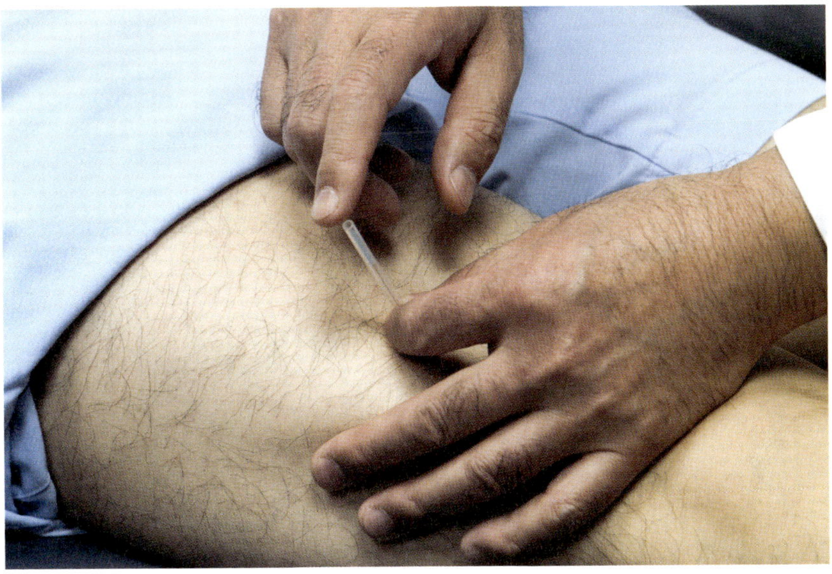

その後、鍼管を抜き、次の深さまで鍼を進め、またそこで鍼管をはめて、鍼管の頭を叩きます。これを２回ないし３回繰り返します。瀉法的に用いる場合は抜鍼時にこの術を用いるとよいでしょう。方法は刺すときと同じように、ある程度のところまで鍼を抜いた後、鍼管をはめ、鍼管の頭を叩きます。抜鍼後は、瀉法なら鍼穴を閉じず、補法なら鍼穴をよく閉じます。

⑮内調術［だいちょうじゅつ］

まっすぐに鍼を三四分（約10ミリ）刺入したら、鍼管を使って鍼をつまんだ押手の示指と母指の爪の上を叩きます。その後、再び三四分刺入したら、鍼管を使って鍼をつまんだ押手の示指と母指の爪を叩きます。このように度々刺入しては鍼の傍らの爪際を叩きながら、適当な深さまで刺入します。鍼を引き抜くときも、また三四分ずつ引いては、鍼の傍らを叩きます。腠理・血脈・筋骨を調和するのが、この術の意味であることから、内調術と名付けられました。

◎見えやすいように銀の鍼管を使っていますが、プラスチックの鍼管や指で叩いても構いません。

主治

腹部の食滞・水滞・血滞などにより、もろもろの気が欝滞した状態に用いられ、気の結ぼれを解き、停滞した物を通じさせます。また、邪毒の停滞した部位から離れた手足や背中へ気を引いたり、経絡の気を調えるための、「引き鍼」としても応用されます。

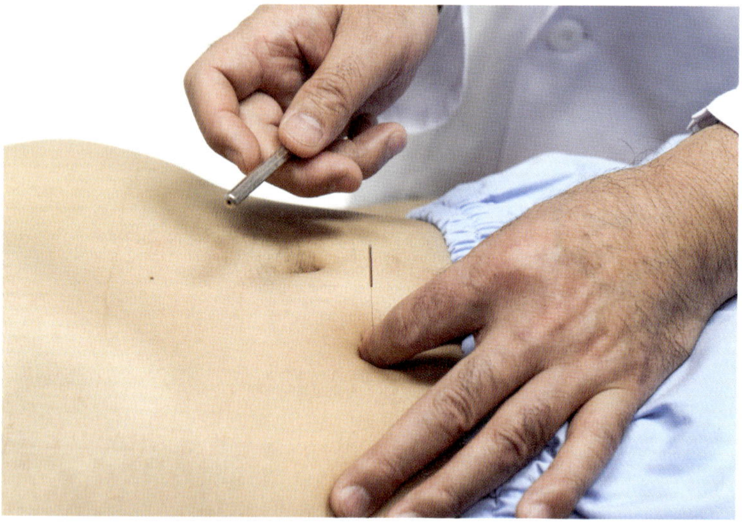

鍼管を使って、鍼を振るわすことによって、天人地3段階で身体の中の状態を調えるのがこの術の目的です。まず弾入切皮をし、10ミリほど刺入したら、鍼管を構えます。

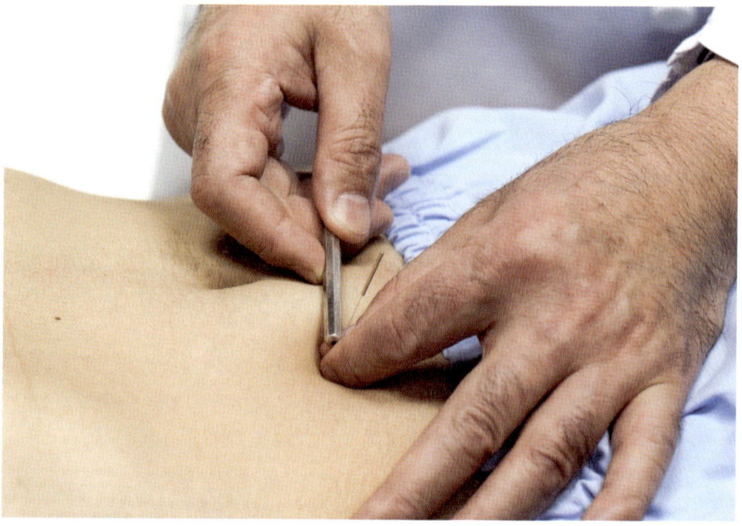

浅い層の気を調えるために、押手のつまみ口を鍼管で叩きます。

内調術

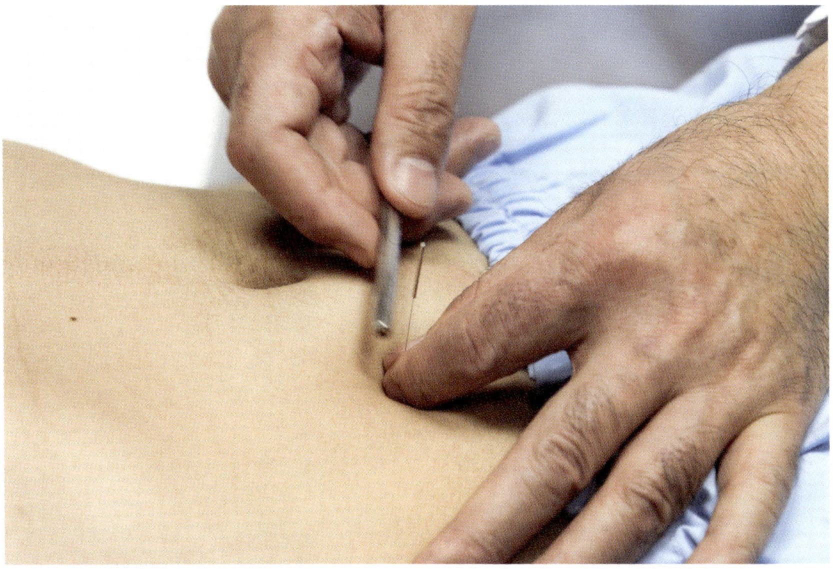

浅い層が調ったら、また10ミリほど刺入して、同じように押手のつまみ口を鍼管で叩きます。こうやって中間層の気を調えます。

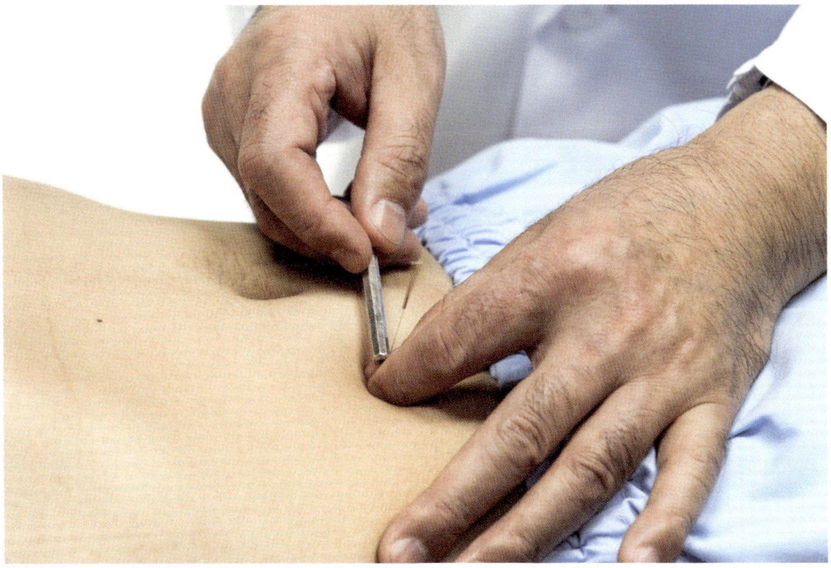

最後は、一番深い層でも同じ動作を行います。

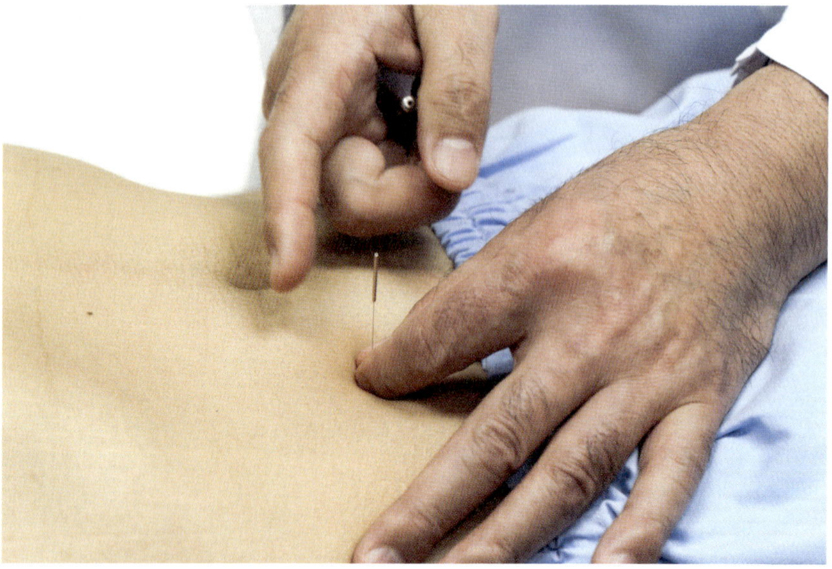

母指で叩いても似たような効果は出ます。鍼管は何を使ってもいいでしょう。

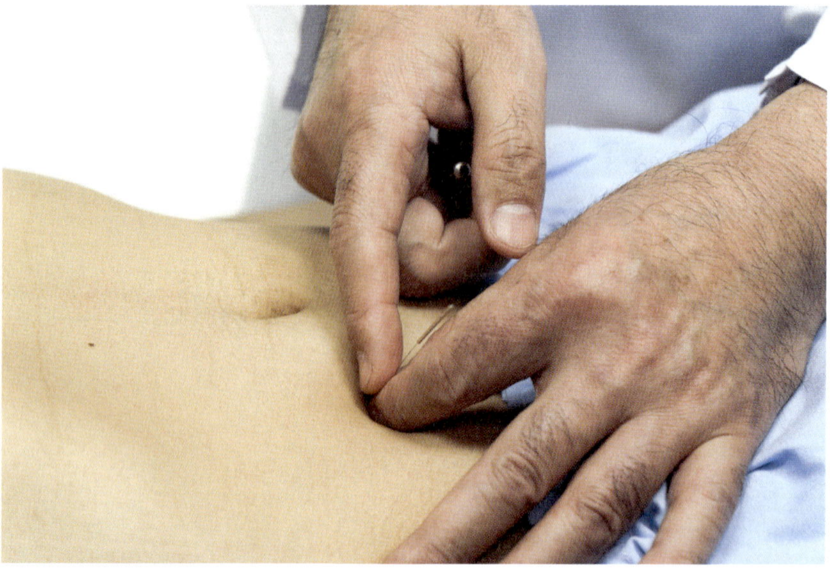

大事なことは、鍼のふるえと鍼管を叩く振動の両方を与えることです。抜くときも天人地３段階に同じ動作を繰り返し、深さの違った層の気を調えながら抜鍼しましょう。

⑯気拍術［きはくじゅつ］

まっすぐに鍼を適当な深さまで刺入した後、押手の満月の合わせ口を少し開いて鍼管を鍼の傍らに当て、細指術のように管頭を叩きます。三四呼吸の間ほど留めたら鍼管をはずし、また別の方向から鍼の傍らに鍼管を当て、細指術のように管頭を叩きます。これは気を得るためで、鍼の四傍より鍼管で細指術のように叩きます。叩き終わって鍼管を取ったら、すぐに鍼も抜き去ります。気拍術は、今日で言うところの「副刺激術」の一種です。

◎見えやすいように銀の鍼管を使っていますが、プラスチックの鍼管や指で叩いても構いません。

主治

上腹部の痛み、側頭部の痛み、四肢の厥冷や転筋など、炎症や冷えによる筋肉の拘攣・疼痛に用いられます。具体的には、背部兪穴や、側頭筋（角孫）、足底筋（湧泉）、大腿筋膜張筋（風市）など、幅の広い筋肉に用いられます。

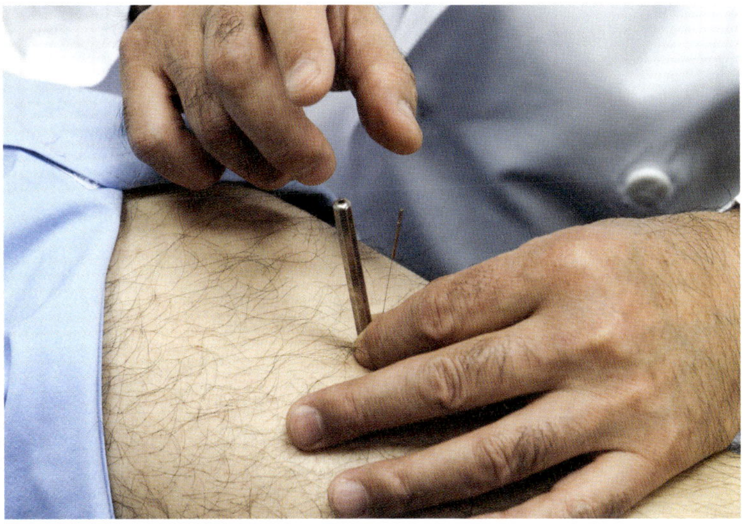

気拍術は副刺激術の1つです。広い層の筋肉の拘攣等をゆるめるために使います。まず目的の部位に鍼を弾入切皮して、必要なところまで刺入したら、押手のつまみ口に鍼管を立てます。

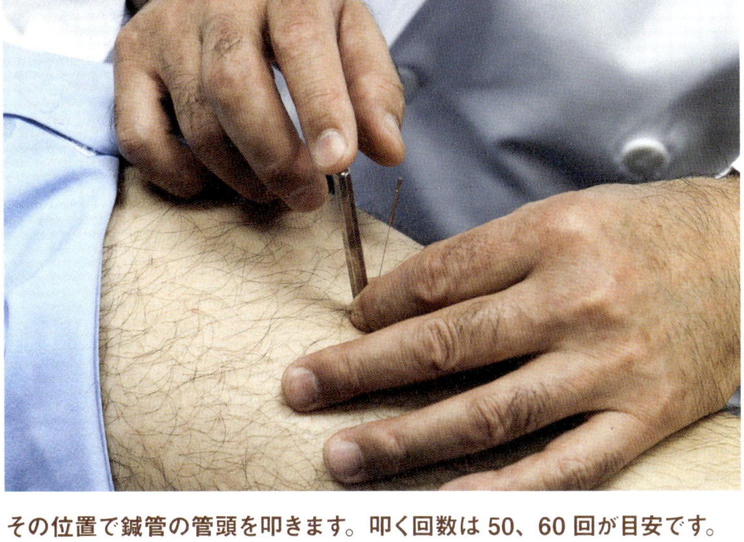

その位置で鍼管の管頭を叩きます。叩く回数は 50、60 回が目安です。

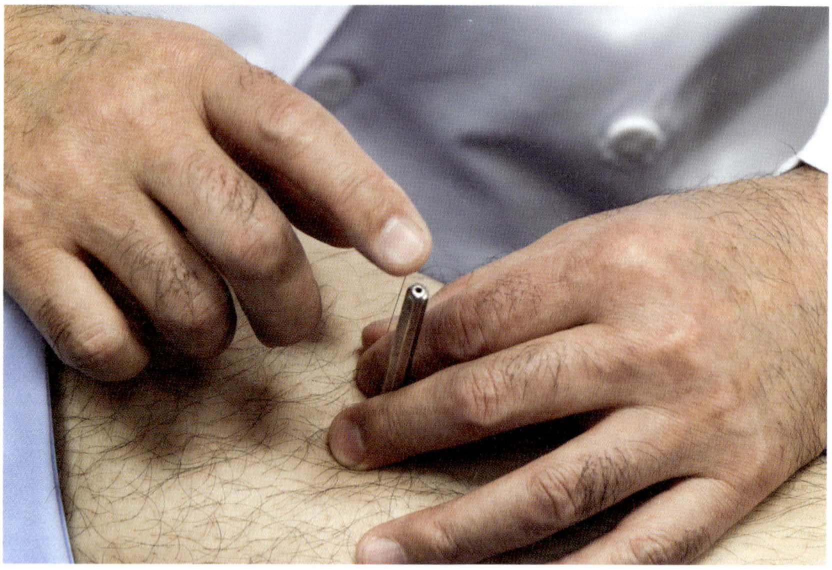

次に示指と中指との間に鍼管を立てて、50、60 回ほど鍼管の管頭を叩きます。

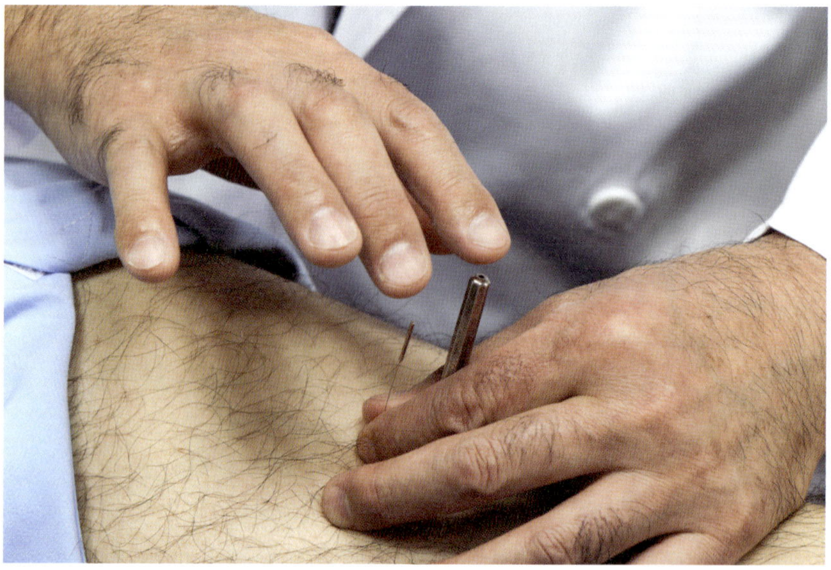

場所を移動し、いろいろなところでも管頭を叩きましょう。刺鍼部位の上下左右、四方八方から周辺部を叩くことによって、全体的に筋拘攣をゆるめていきます。

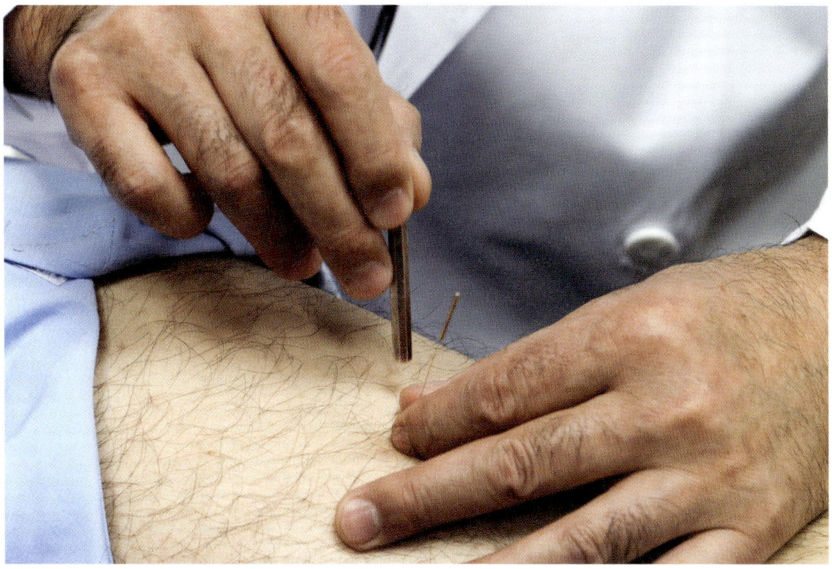

最後は鍼管で周辺部を叩きます。

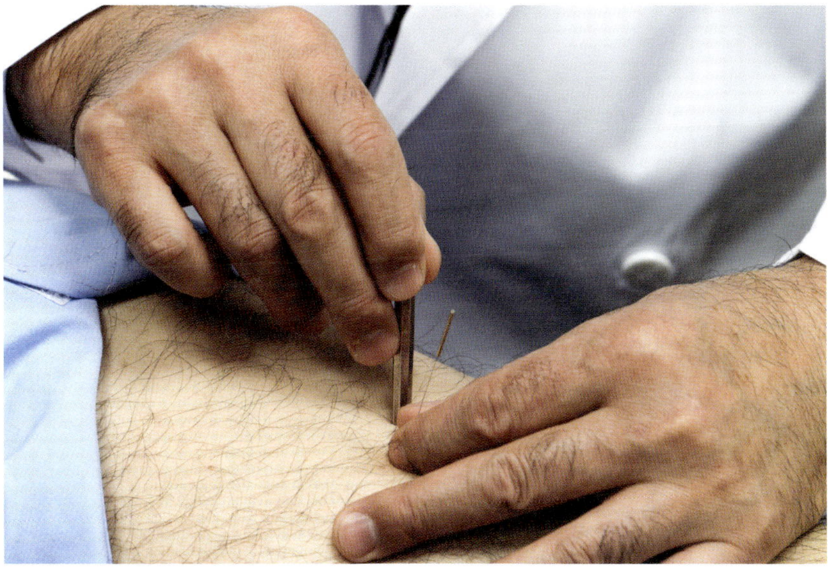

こうすることで、次に雀啄したときに、周囲にわたって響きが伝わりやすくなります。

⑰竜頭術［りゅうずじゅつ］

まっすぐに鍼を適当な深さまで刺入した後、鍼を留めたまま刺手と押手をともに離し、右手の爪で軽く竜頭（鍼柄）を弾きます。浅い刺入の場合は、押手を離さずに鍼のつまみ口をゆるめて弾きます。竜頭を重くし鍼体がふるえるようにするとよく、元禄当時は「角竜頭」というものを用いました。竜頭術は、今日で言うところの「振せん術」の一種で、通常は催気法として他の術と組み合わせて用います。

主治

浮腫や冷えなどにより気の滞りがちな病態に対し、得気を促すために患部周囲に用いたり、または、「引き鍼」として経気を通すために四肢の要穴に用います。具体的には、脾胃が虚し、心下痞鞕して脇が引きつれる虚証の浮腫の場合や、胃痛がして寒気と熱気が交互に来て食を欲しない場合、あるいは傷寒により悪寒がして汗の出ない場合や、胃内に停水があり腹部が脹満し、四肢が厥冷する場合など、気がめぐらないときに用います。

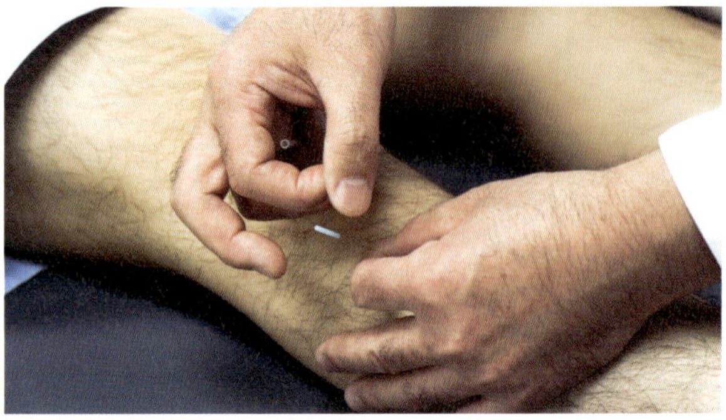

軽く刺入した後、押手はそのままで、示指の爪で鍼柄を叩く準備をします。

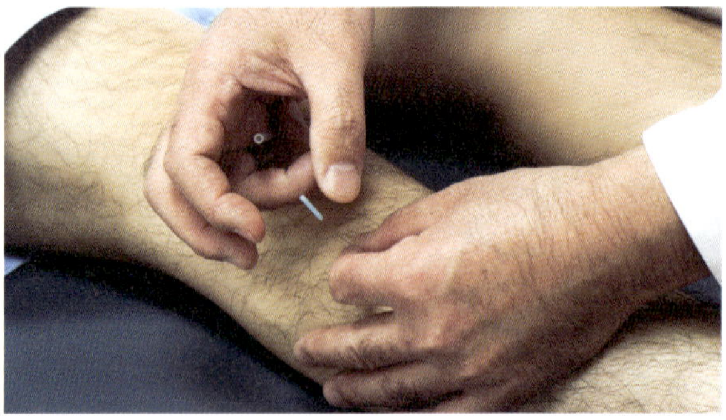

勢いをつけて、示指の爪（親指の爪でも可）でもって鍼柄を横に振るわせるように叩きます。

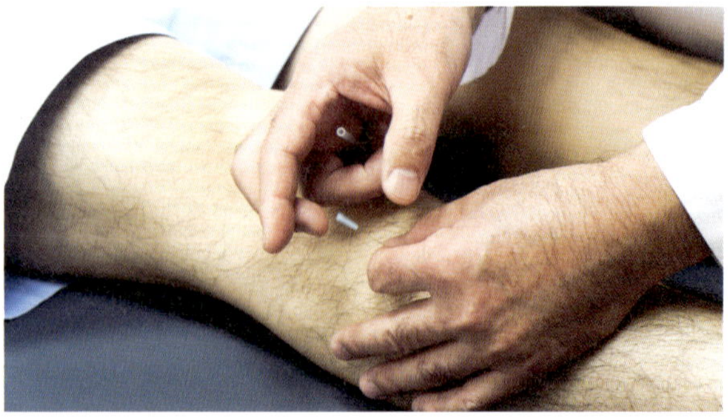

得気を促すのが目的です。むくみがある人や、冷えの強い人、得気しづらい人に用いると効果的です。数回叩いたら、抜鍼します。

⑱熱行術［ねつこうじゅつ］

鍼を刺入する前に、押手で穴の上を爪で押したり、指で按じたり、こすったり、弾いたりして、気血を集めます。鍼を適当な深さまで刺入したら、鍼を留めたり、動揺させたり、捻ったりして、鍼下の気血を十分に至らせ、筋の中を温めます。ただし手技を荒く行わないように注意します。目的を達したら、速やかに鍼を抜き去り、鍼穴をすぐに閉じ按じます。熱行術は、押手と刺手との連動で生み出す力強い補法と言えます。

主治

主に虚寒の腹部や強張った背部の兪穴など冷えた患部に直接用い、強張りを解き、冷えを温めます。具体的には、寒痰による腹痛や積聚、肩から上肢が冷えて強張り、痺れる場合や、胸腹部の冷えや疼痛、下痢により背中や腰に強い強張りが生じている場合などに用います。

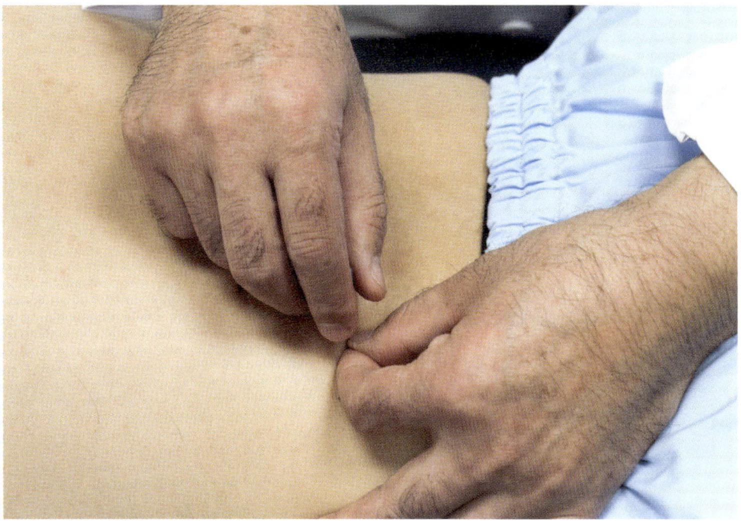

目的の筋層に鍼を刺入します。

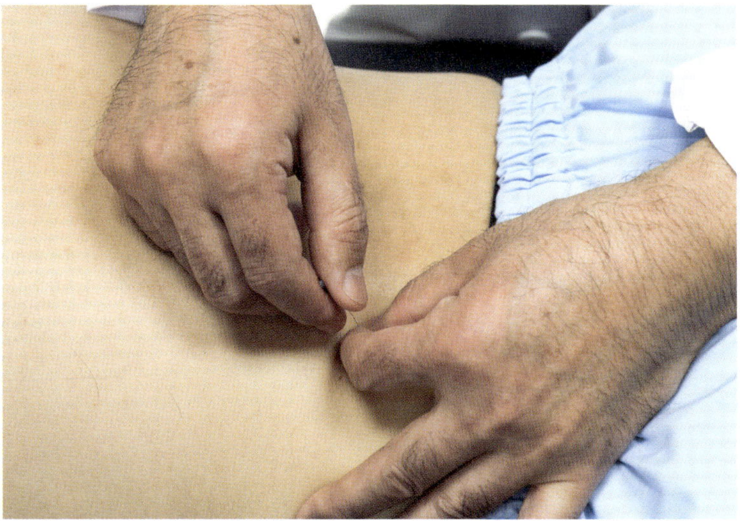

目的の筋層まで達したら、雀啄します。

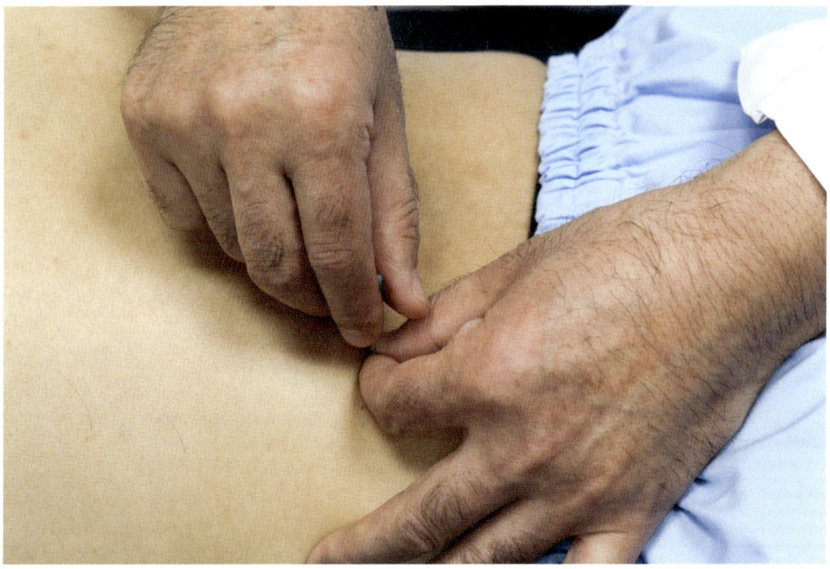

雀啄と同時に押手のつまみ口を軽く回したり、爪際をもむように動かします。鍼尖が微妙にくねることによって、気が集まり、筋の中が温まってきます。温まると同時に冷えてこわばった筋層がゆるみます。筋層がゆるんできたら抜鍼し、鍼穴を閉じます。

十八手術のまとめ
カギとなる操作法から分類

- 「抜き刺し」と「捻り」→雀啄術と久捻（すべての術の基本）。
- 補法の代表的手術→随鍼術、温鍼術、熱行術。
- 瀉法の代表的手術→乱鍼術、屋漏術。
- 段階的刺入法→暁の鍼、内調術、三調術、屋漏術。
- 刺鍼転向法→三法術、四傍天人地術。
- 「十四法」の盤法→円鍼術。
- 催気法→細指術、気行術、竜頭術、気拍術。

第2章 十四管術

十四管術は、その言葉が示す通り、和一が用いていたとされる十四の管術です。ですが、実際には暁の管は十八手術の暁の鍼、細指管は十八手術の細指術、気拍管は十八手術の気拍術、内調管は十八手術の内調術と同じですので、ここでは省略しています。

なお、写真やDVDに収録された映像では、見えやすいように銀の鍼管を使っていますが、プラスティックの鍼管でも構いません。

①竜頭管［りゅうずかん］

鍼を適当な深さまで刺入し終えたら、鍼を留めたまま刺手と押手をともに離し、刺手の母指と示指とで鍼管を持ち、鍼の竜頭（鍼柄）を横から叩いて鍼を振動させる方法です。浅い刺入の場合は、押手を離さないまま叩きます。「十八手術」中の竜頭術と要領および効果は同じです。鍼管で叩くことの違いだけです。

主治

主に得気を促したり、経絡末端への引き鍼として用います。例えば、定まったところがないまま胸や脇が痛む場合には、章門穴や内関穴などに、この術を用います。

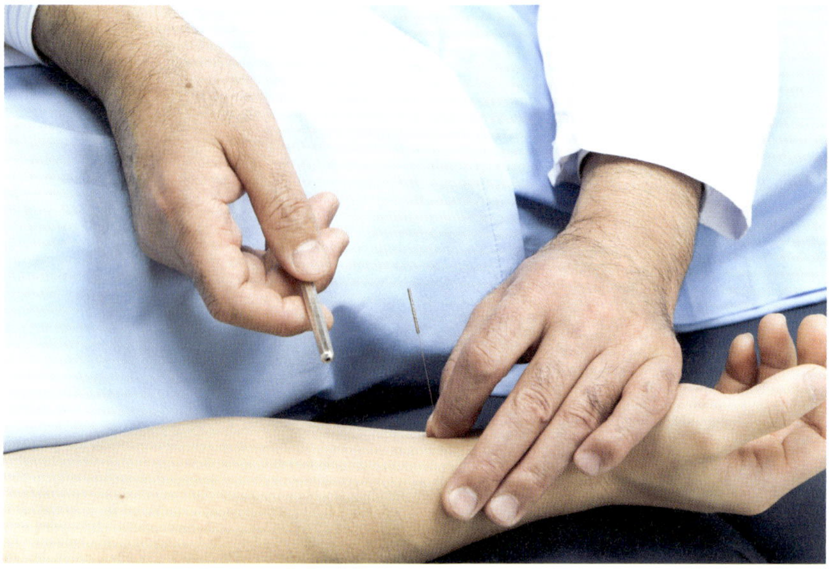

前述した十八手術の竜頭術と似たテクニックで、振せん術の１つです。鍼を切皮して刺入したら、鍼管で鍼を振るわせます。特に決まった角度や強さはありません。

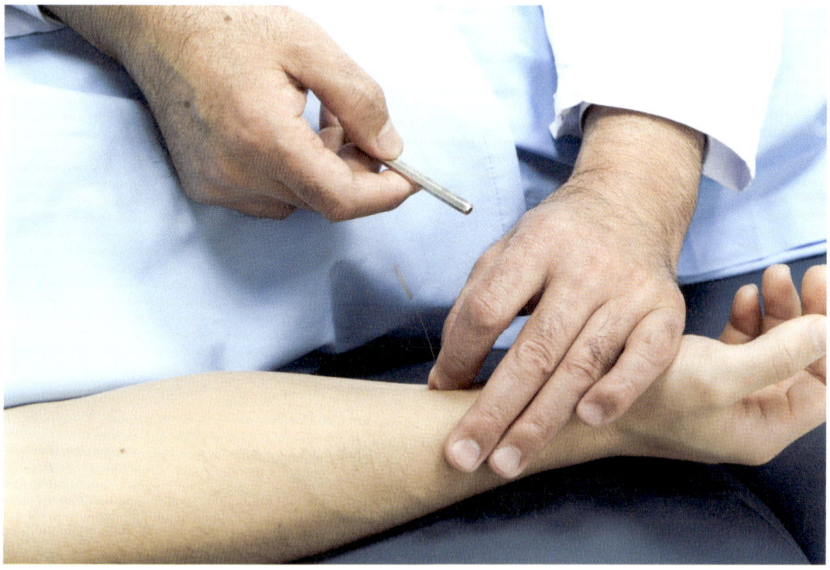

何回かランダムに鍼を振るわせて得気を感じたら、手技を施して抜鍼します。

②撥指管［はっしかん］

鍼を適当な深さまで刺入し終えたら、鍼を留めたまま刺手と押手をともに離し、左右の手で鍼管を縦に持ち、２本の管先で鍼の四方周囲から、軽くリズミカルに皮膚上を叩きます。叩く回数は多いほどよく、鍼の周囲にまんべんなく連続して行います。鍼管がない場合は指で叩きます。

主治

鍼周囲の鬱気や邪熱を発散させる効果をねらったものです。例えば、胸中がにわかに満ち脹って、息苦しいような場合に、膻中穴や中府穴などに刺鍼した上で、周囲や大胸筋などに撥指管術を施します。

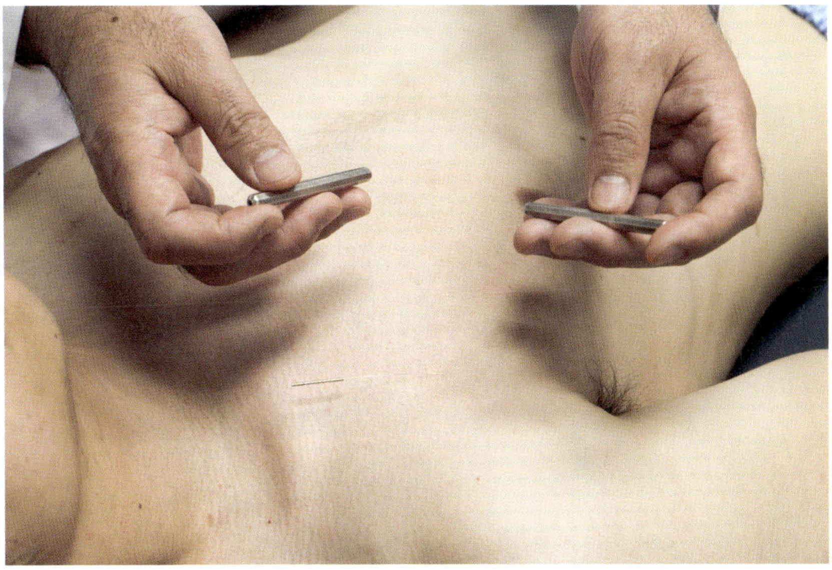

表層の邪熱を散らし散じる場合に用います。例えば、胸の熱気が強い場合は鍼を刺入した後、患者の胸の前で押手と刺手両方の手に２本の鍼管を構えます。

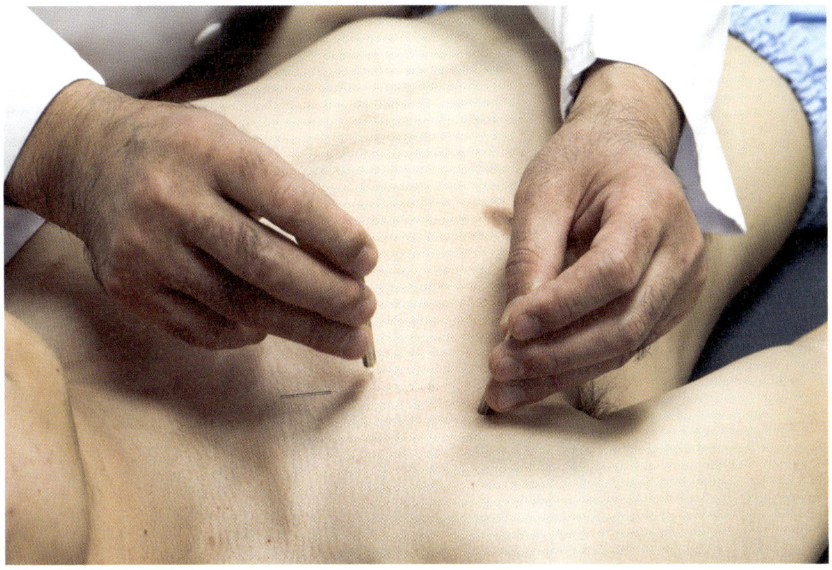

鍼の周辺部分を２本の鍼管を使って、交互に叩き散らします。

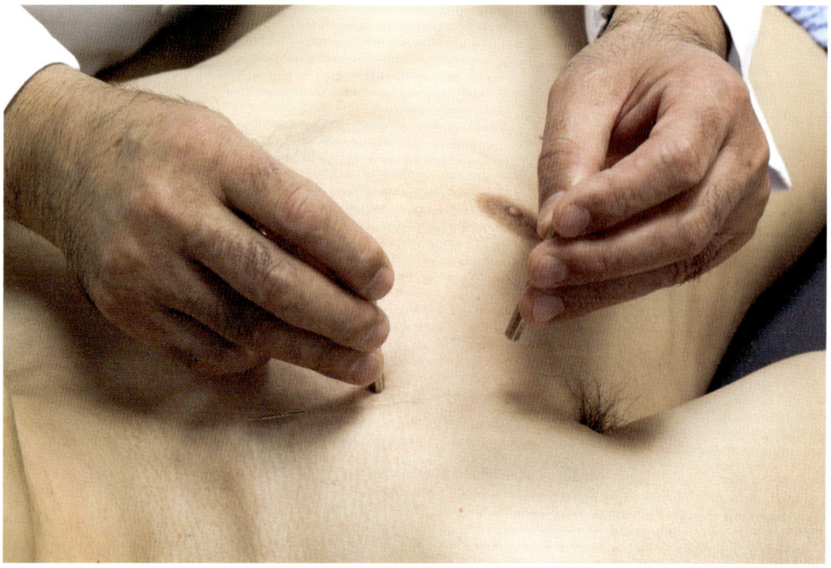

叩くことで、刺入された鍼周囲の邪熱を叩き散らすことができます。それほど強くする必要はありません。

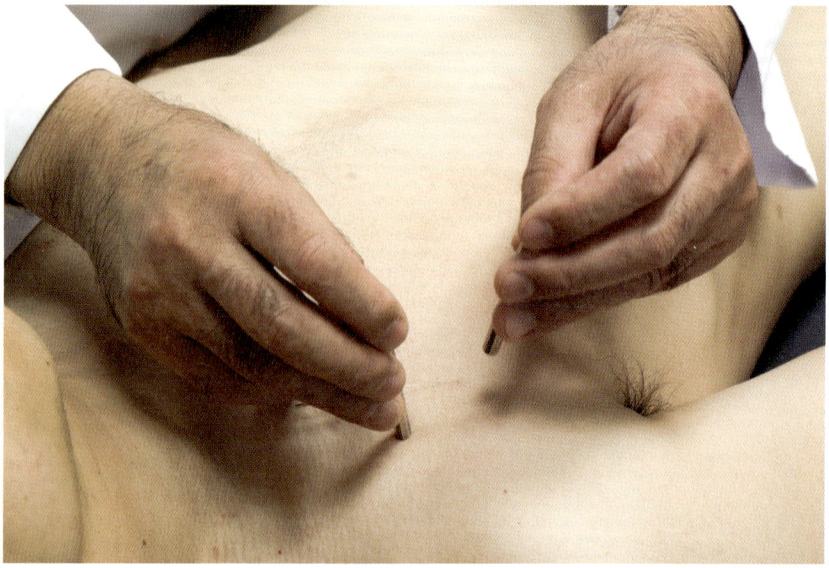

鍼を囲むようにリズミカルにいろいろな場所に行います。側頭部が痛いような場合には、こめかみに行ったりすることもあります。熱が散じたら抜鍼します。

③推指管［すいしかん］

まっすぐに鍼を適当な深さより少し浅めに刺入し終えたら、押手の合わせ口に鍼に添うように鍼管を立てます。刺手の母指と示指とで竜頭を持ち、中指の付け根の横紋に管頭をはさみ、押手と刺手とをそろえて細かく雀啄するように推します。

主治

鍼と鍼管との雀啄により、筋拘攣や硬結をゆるめ、邪気を瀉し、気血の環流を促がします。例えば、風邪が下焦にまで内攻して、下腹部が熱痛し、小便が赤くなり、気滞して下腹部や腰がかき乱されるように痛む場合などに、下腹部や腰の穴に浅めに刺鍼し、この術を用いて筋緊張をゆるめた上で、足の陰経に「引き鍼」をするとよいでしょう。

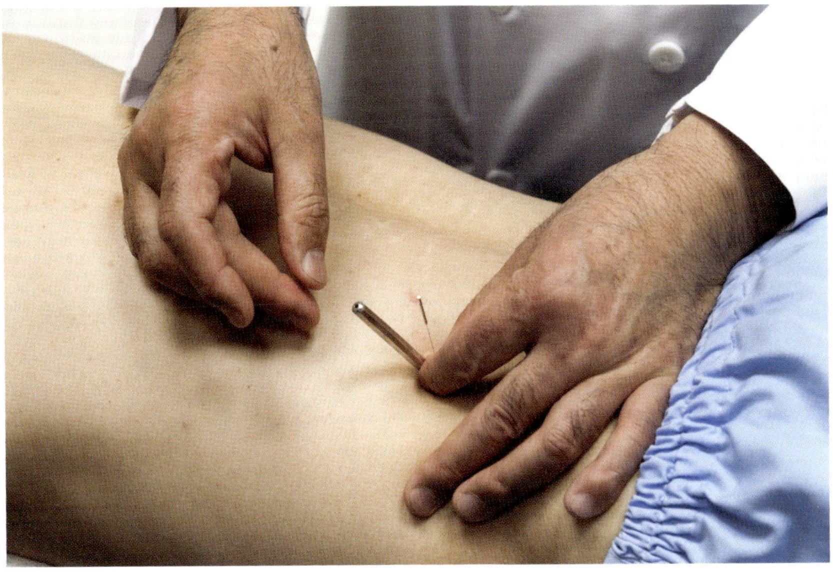

まずこわばっている部分まで鍼を刺入するのではなく、やや浅めに鍼を刺入します。そのうえで鍼管を鍼の横に並べるように置きます。

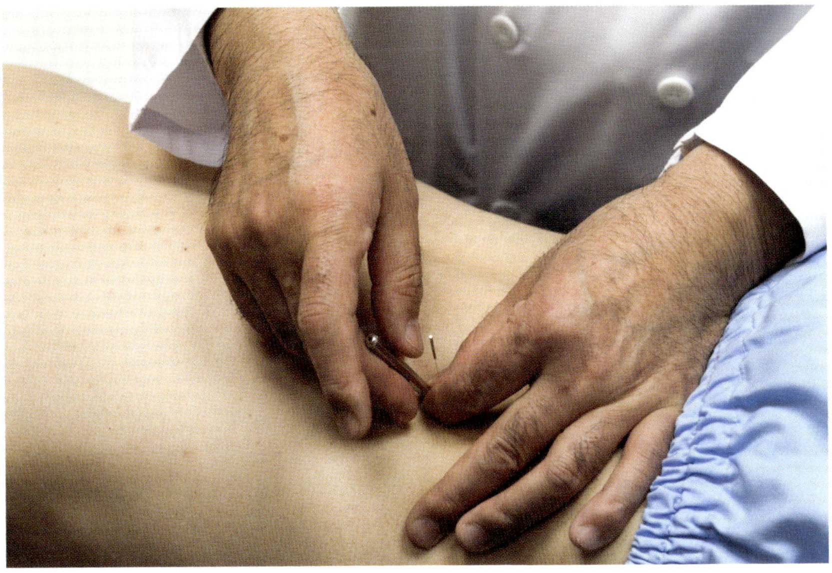

中指を鍼管に添えます。

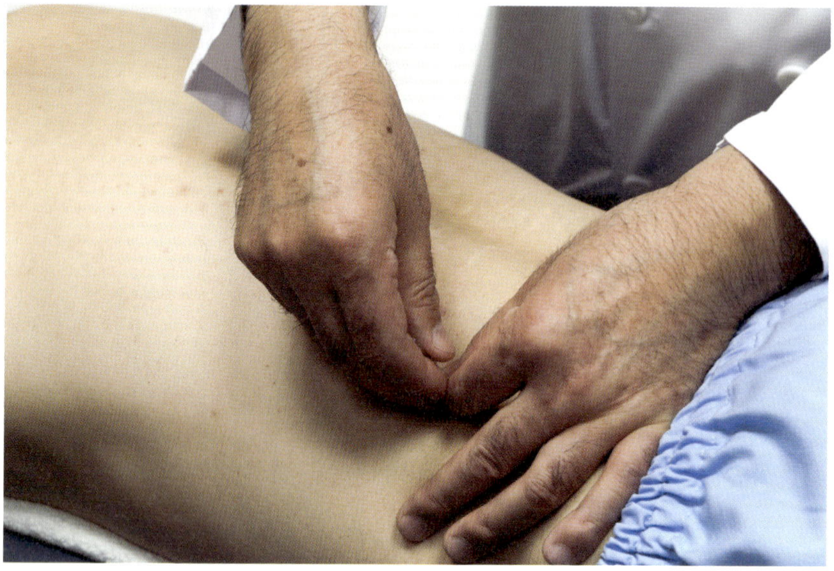

中指を鍼管に当てたまま、中指と示指と母指で鍼管と鍼柄を一緒に把持します。形が決まった後は鍼を鍼管とともに雀啄します。

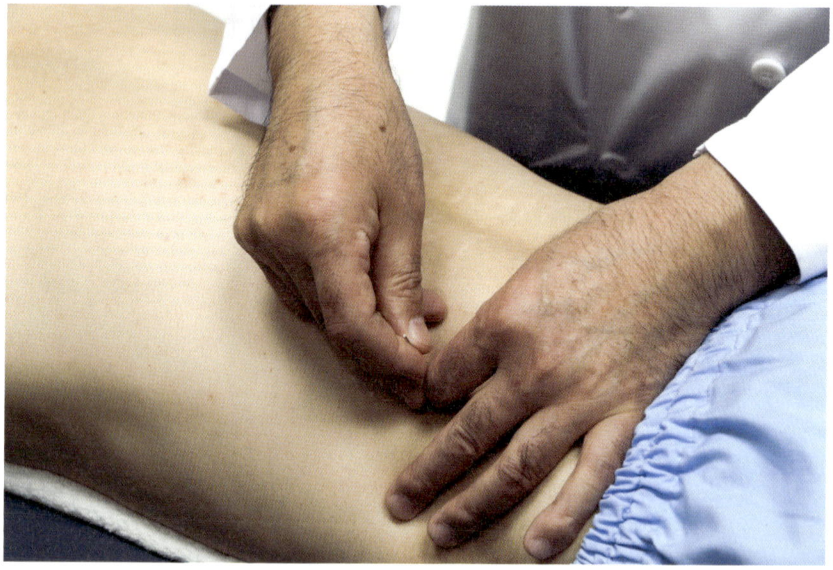

目的とする硬結や筋張りに直接鍼を当てると響きが起こりますが、その手前で留め、鍼管とともに硬結や筋張りを揺さぶると、響きを起こさせないまま拘攣をゆるめることができます。目的の箇所がゆるんできたら、鍼管と鍼を両方ともにはずして終わります。

④巧指管［こうしかん］

鍼を適当な深さまで刺入し終えたら、鍼を留めたまま刺手と押手をともに離し、左右の手の母指と示指とで鍼管を横に持ち、2本の管先で鍼の左右を細かく叩き振るわせます。

主治

得気を促したり、患部の邪気を漏らす効果もありますが、補瀉法を行い、気を至らせた後、最後に気血を調える目的で用いることもあります。例えば、冷えや邪熱によって下痢をする場合などに、腹部に補瀉法を施した後、この術を用いて違和感を和らげ、腹部の機能を調えます。

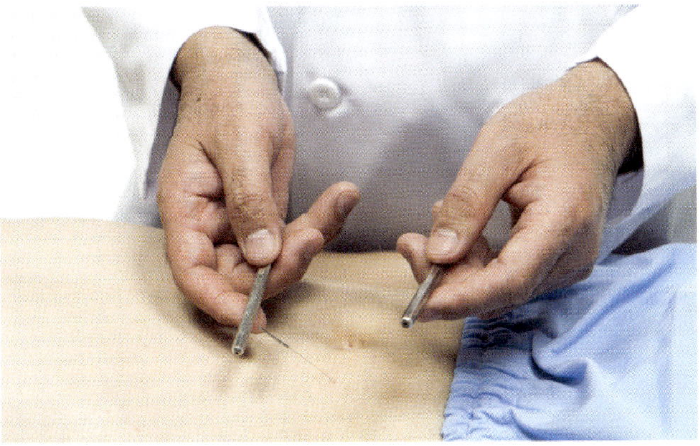

振せん術の一種で、鍼を目的の筋層まで刺入した後、押手、刺手ともに鍼管を構えます。

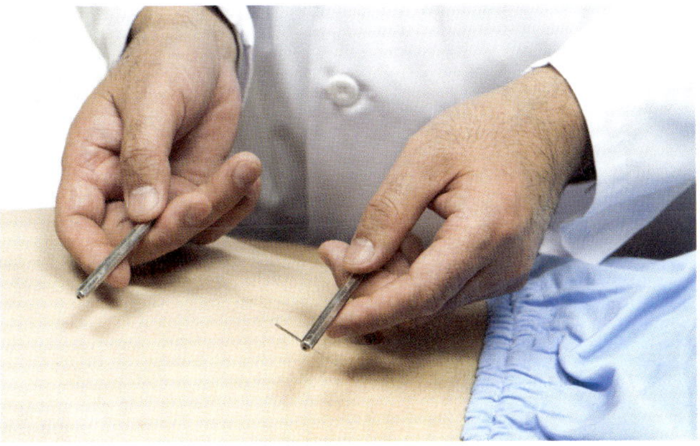

左右両方から、叩き散らします。

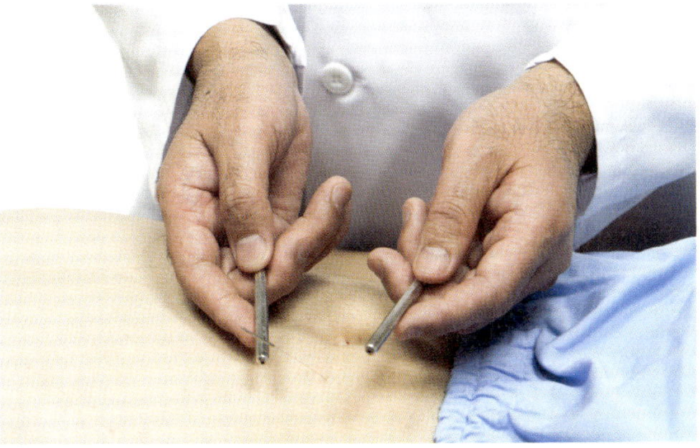

左右交互にリズミカルに行います。振せんの響きが目的の箇所に伝わったら抜鍼します。

⑤扣管［こうかん］

鍼を適当な深さまで刺入し終えたら、鍼を留めたまま刺手と押手をともに離します。次に刺手の示指を管頭に当て、中指と薬指と母指とで管を縦に把持し、小指は薬指に添わせて、刺入した鍼の四傍を、蒼天の夜に星を散らすように連続的に叩きます。「扣」とは叩くという意味です。

主治

邪気が表層に鬱して痛むような場合に、この術を用いると効果的です。例えば歯の痛みや偏頭痛にて側頭筋に邪熱のある場合、角孫穴に横刺した上でこの術を周囲に施せば、筋緊張をゆるめ、側頭部の痛みを和らげます。またカゼで悪風するような場合、大杼穴に刺鍼した上で項や肩甲間部にこの術を用いれば、腠理をゆるめ、発汗を促すこともできます。

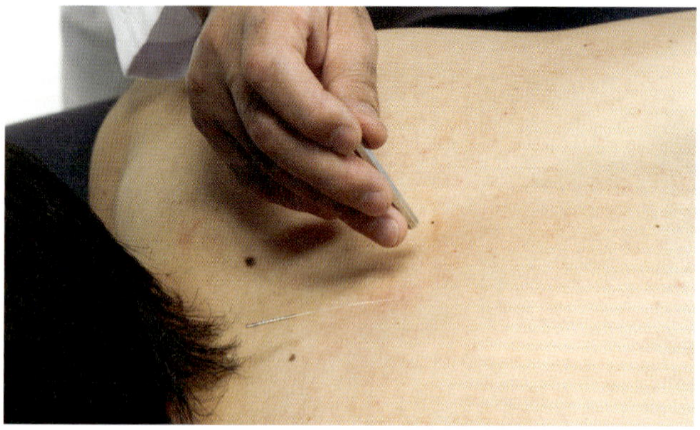

これは撥指管と似ています。目的の部位に刺入した後、刺手に鍼管を１本構え、これで周辺部を叩き散らします。

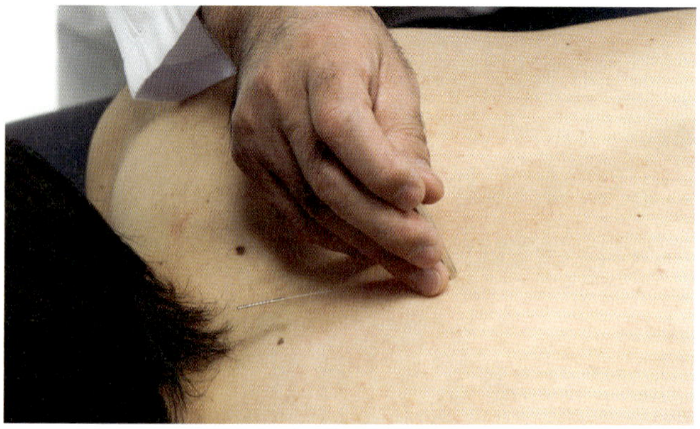

リズミカルに叩きます。それほど強く叩く必要はありません。邪熱を周辺部から瀉すイメージです。

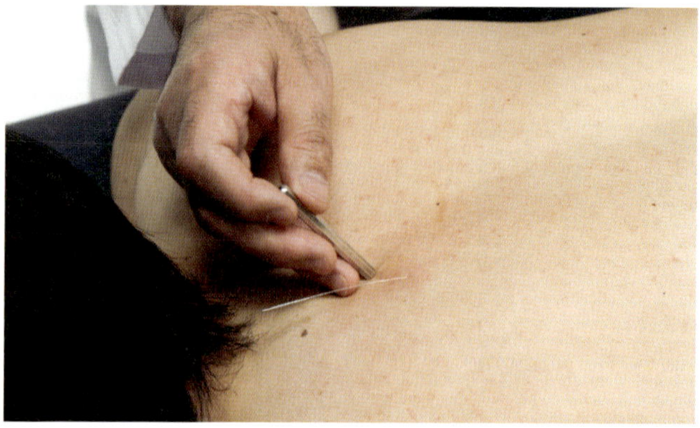

同じところだけではなく、鍼の周囲を囲むように叩いていきましょう。

⑩遠覚管［えんかくかん］

遠覚管は、抜鍼後の処置法です。まず鍼を適当な深さまで刺入し、適宜に補瀉法を施したら、抜鍼します。鍼を抜き終わったら、左右の手で２本の鍼管を縦に持ちます。その構え方は、母指と示指で縦にした管の上部を把持し、中指と薬指は示指に付けて並べて管に当て、小指は閉めておきます。そして管先を皮膚に当て、蒼天の夜に星を散らすように、鍼痕周囲の皮膚をリズミカルに叩きます。その部位が実熱の場合は、素早く多く叩くことによって、表層の邪熱をまんべんなく発散する効果があります。その部位が虚寒の場合は、ゆっくり叩いたり押し按じたりすることにより、周囲まで気血のめぐりを促し、筋緊張をゆるめる効果があります。

主治

寒熱虚実にかかわりなく、諸々の頭痛や足首の筋の痛みなどに用います。

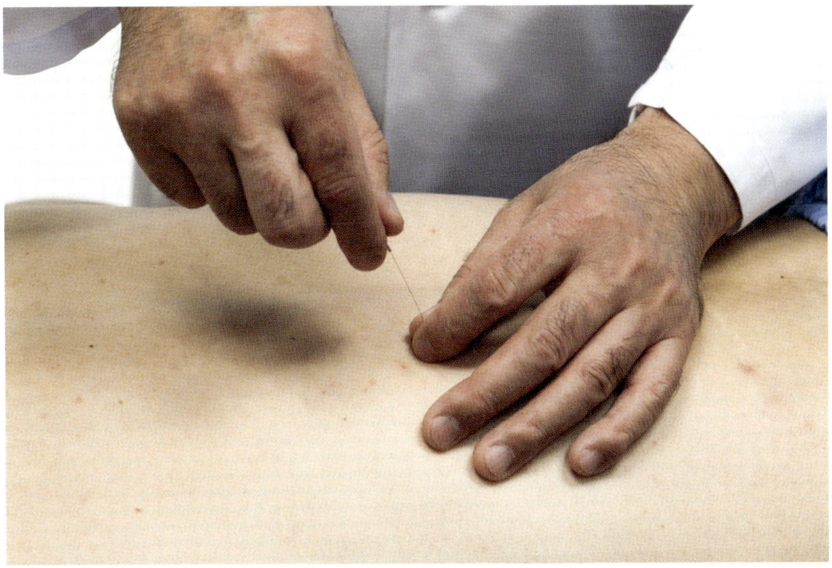

まず部位に鍼を刺入し、補法や瀉法を行ったら抜鍼します。

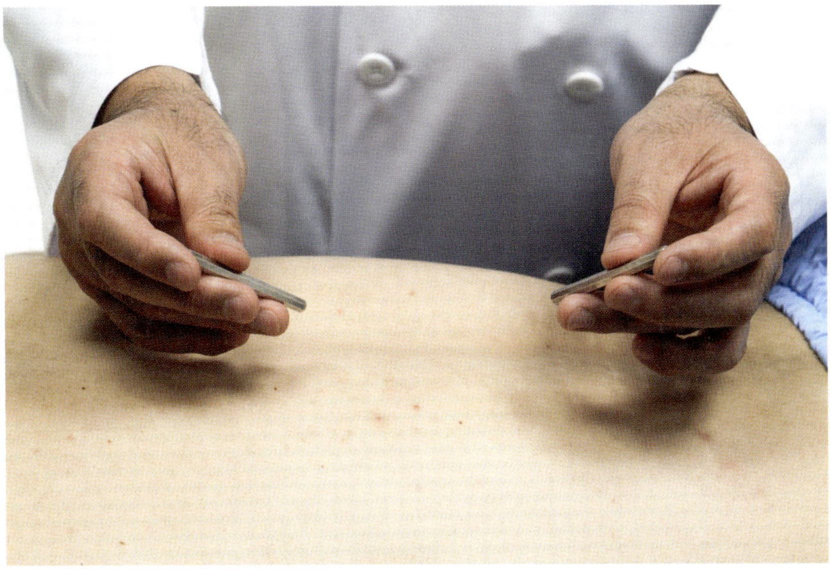

抜鍼した後、刺手と押手と両方に鍼管を構えます。

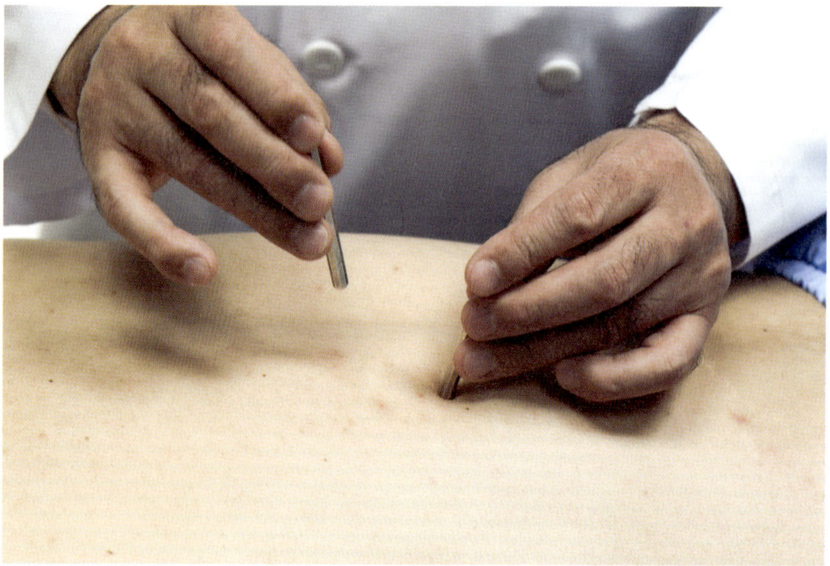

その後は、撥指管と同じように周辺部分を叩き散らします。

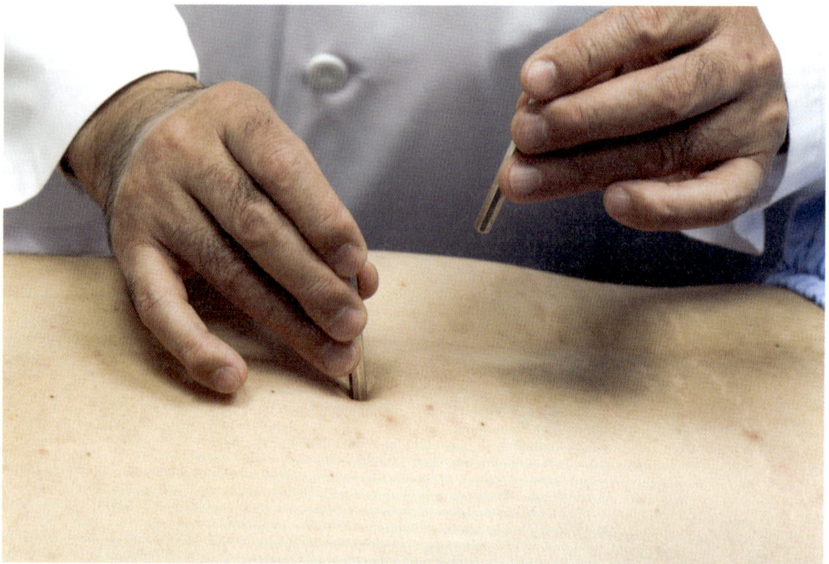

熱感が強い部分であれば、邪熱を瀉すようなリズミカルな叩き方になります。冷えた部分には、押しつけるように周辺の拘攣部を押すことによってゆるめていきます。目的によってやり方を変えましょう。

⑪通谷管［つうこくかん］

まず鍼を適当な深さまで刺入したら、押手の母指と示指で竜頭をつまみ、その押手のつまみ口と竜頭との間を、刺手の母指と示指で持った鍼管の先端付近でもって、斜め上から連続的に叩きます。

主治

気血ともに虚して足や膝の関節が痛む場合に、疼痛部位周囲に刺鍼し、この術を施して気血を導きます。また、発熱悪寒する場合には大椎穴周囲に浅く刺鍼し、この術を用いて発汗を促したりします。

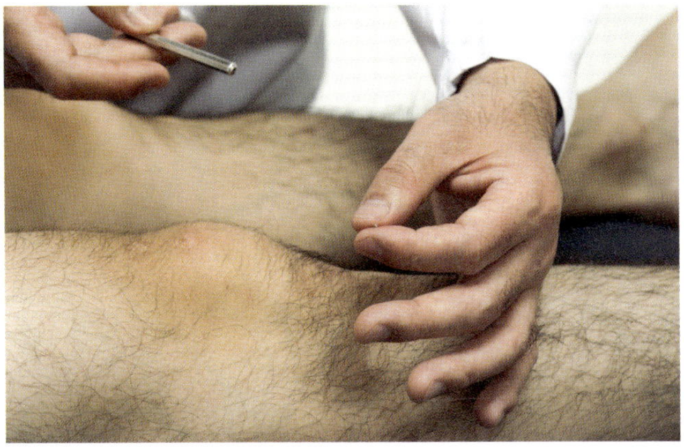

目的の部位まで刺入したら、鍼の竜頭をつまみます。

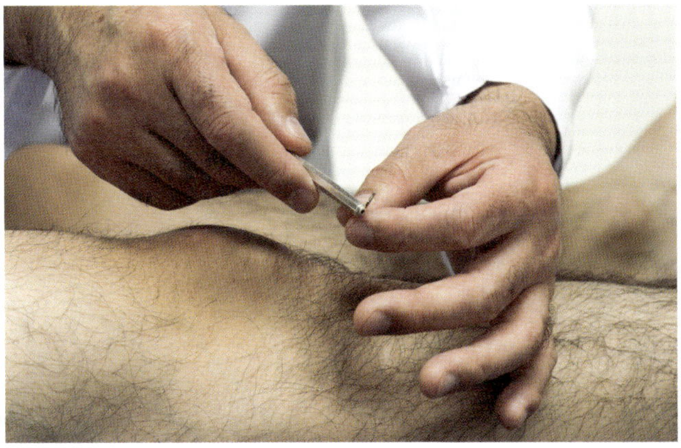

そして、竜頭のつまみ口を鍼管で叩いて鍼を振るわせます。
微妙な振動を伝えるのがこの管術の目的です。

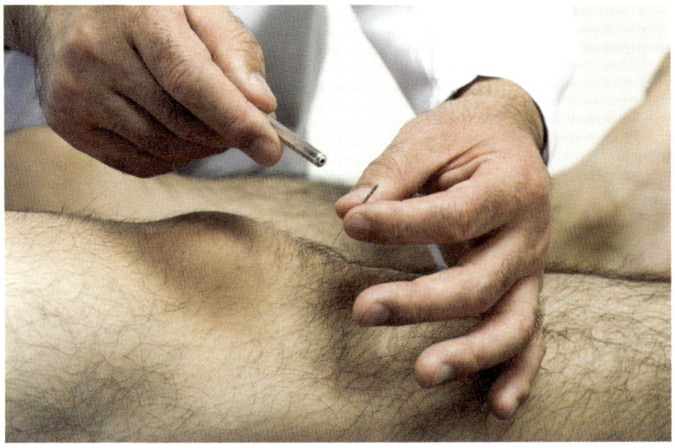

軽く素早く叩きます。ある程度痛みが引いたら抜鍼します。

⑫交痃管［こうしょかん］

まず鍼を適当な深さまで刺入したら、その鍼に鍼管をはめ管先を皮膚に当て、これを啄みます。またその鍼管を取り、雀啄や旋捻などの手術を行ったら、また先程のようにその鍼に鍼管をはめ、これを啄みます。このように数多く啄むほどよいでしょう。

主治

筋拘攣する一切の諸症に用います。筋肉の拘攣部位など、目的の深さより少し浅めに鍼先を留めてこの術を施せば、敏感な患者でも不快な響きを感じることなく、上手に拘攣をゆるめることができます。鍼管を啄むにあたっては、拘攣するスジや硬結を上下にゆさぶるようにすることが、効果を得るコツです。

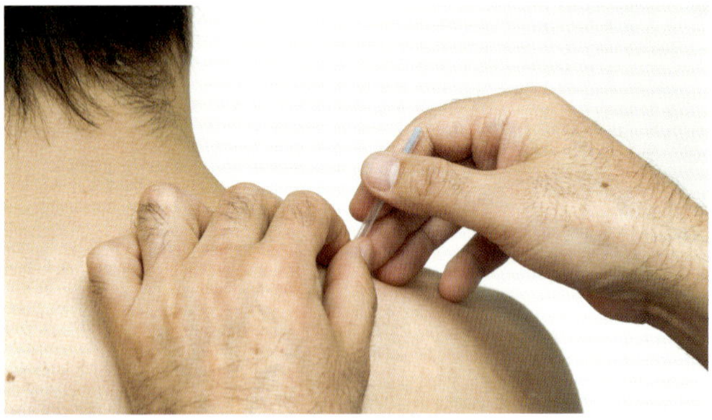

初診の患者で響きを怖がっていたり、緊張している患者に用いる管術で、臨床ではよく用います。まず浅く鍼を刺入します。

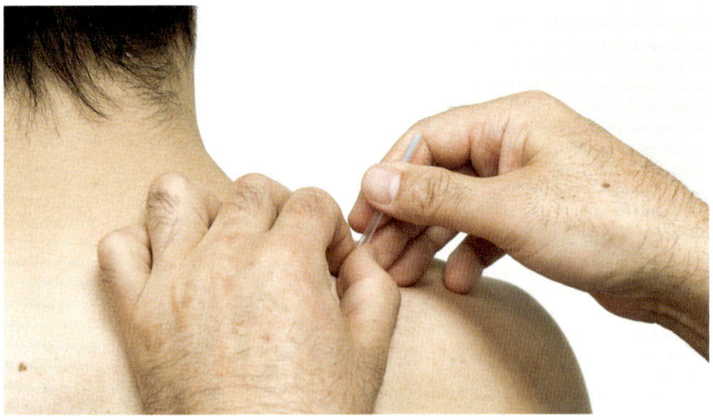

鍼管を抜かずに鍼管でもって雀啄をします。鍼管で緊張している筋や硬結を上下にゆさぶってあげることによってゆるめるのが目的です。

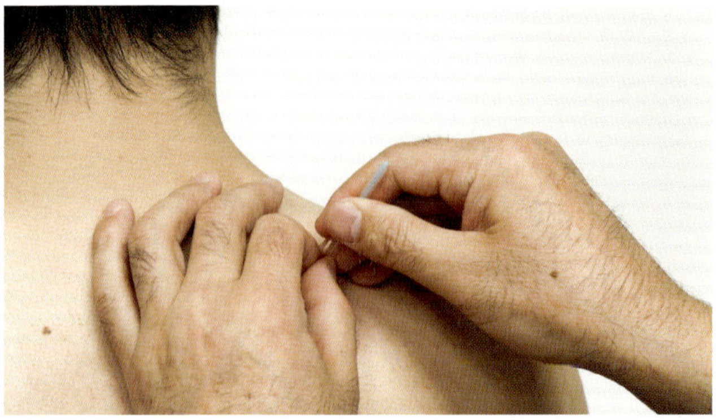

何カ所か突っ張っている部位を探しては、この交痃管術を施します。すると、首肩のこわばりが取れていきます。

⑬随肉管［ずいにくかん］

まず鍼を適当な深さまで刺入したら、押手の母指と示指とで竜頭をつまみ持ち、刺手には縦に鍼管を持ち、その鍼管で鍼体をまとうように摩擦したり、鍼周囲の皮膚を管先で押したり擦ったりして、真気が集まるようにします。

主治

気血が虚して冷えた患部に用います。下腹部の冷えが原因となる諸症、例えば、男子は疝気にて下腹部が疼痛する場合、女子は腹部に瘀血の塊りやガスの塊りができて腹痛したり、帯下が下ったりする場合に用います。

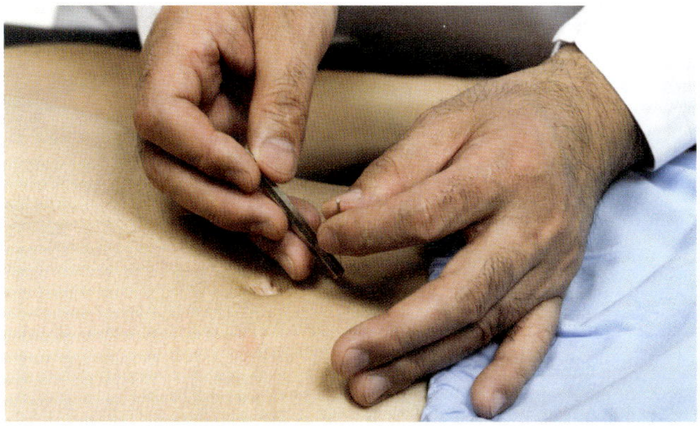

目的の部位に鍼を刺入した後、押手は竜頭に持ち替えます。

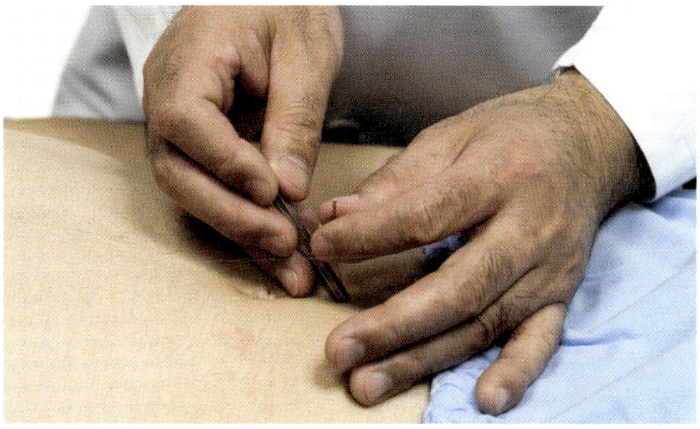

右手の刺手に構えた鍼管で鍼の鍼体を上下にゆっくり摩擦します。

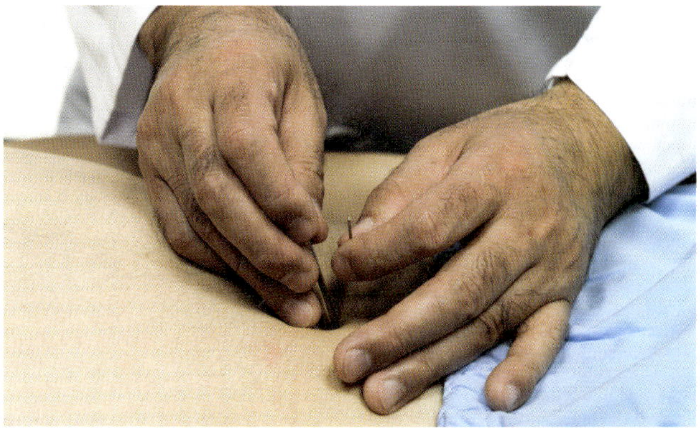

あるいは鍼と皮膚の境目をこすってみたり、周りの肉を押したりしてもいいでしょう。そうやって鍼の効果を高めるのが随肉管です。全体的に気血を集めて温まってきたら抜鍼します。

⑭糖鍼管［こうしんかん］

まず鍼を半分過ぎまで刺入したら、押手を取り、鍼の竜頭の半分まで鍼管を入れ、刺手の母指と示指とでその鍼管の上部をつまみ持ち、振子のように鍼管と鍼とを振るわせます。

主治

冷えや浮腫により、気のめぐりの悪い患者に対し、得気を促し、周囲に軽い響きを伝える効果をねらった術です。例えば、慢性的な呼吸器疾患や心臓または腎臓の病にて、水液が体表に留まり浮腫となり、疼痛がある場合に、背部兪穴や四肢関節周囲の穴に、この術を用います。この方法で得気した上で、補瀉法を施すとよいでしょう。

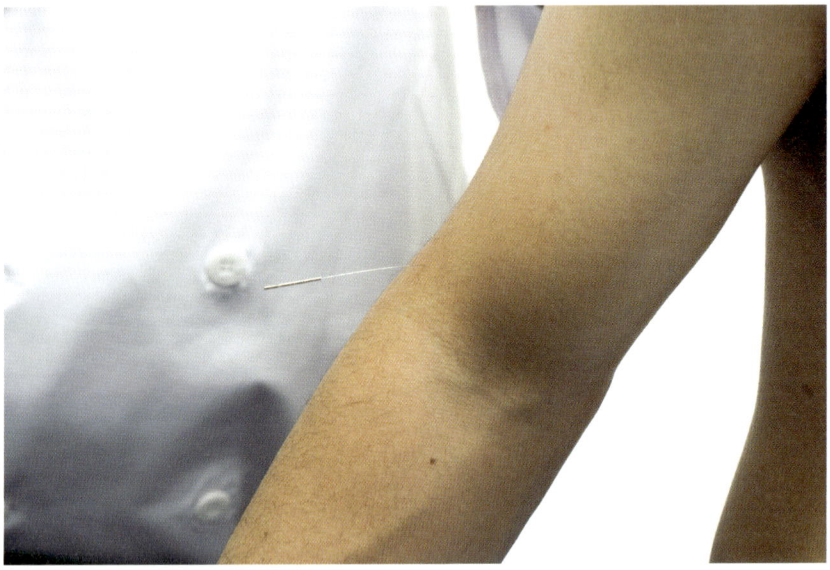

まず目的の部位に刺入し、押手を離します。

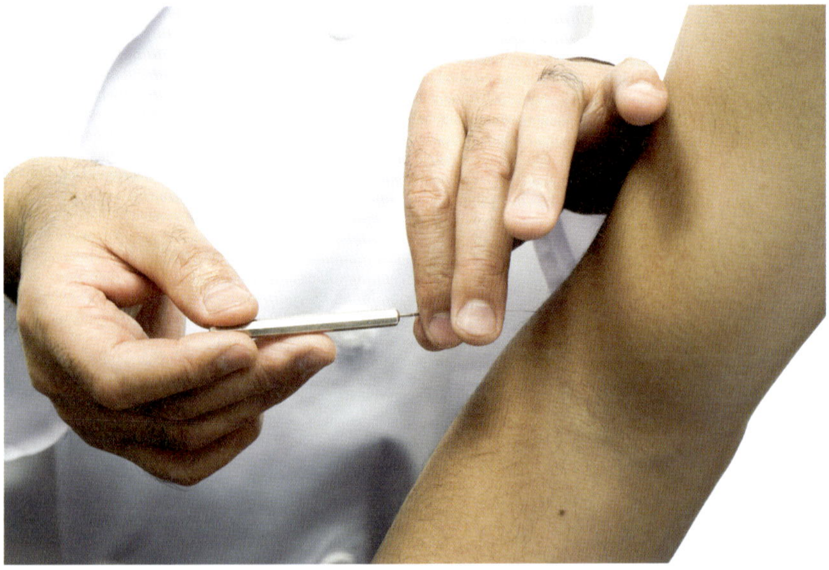

鍼管を刺し入れます。

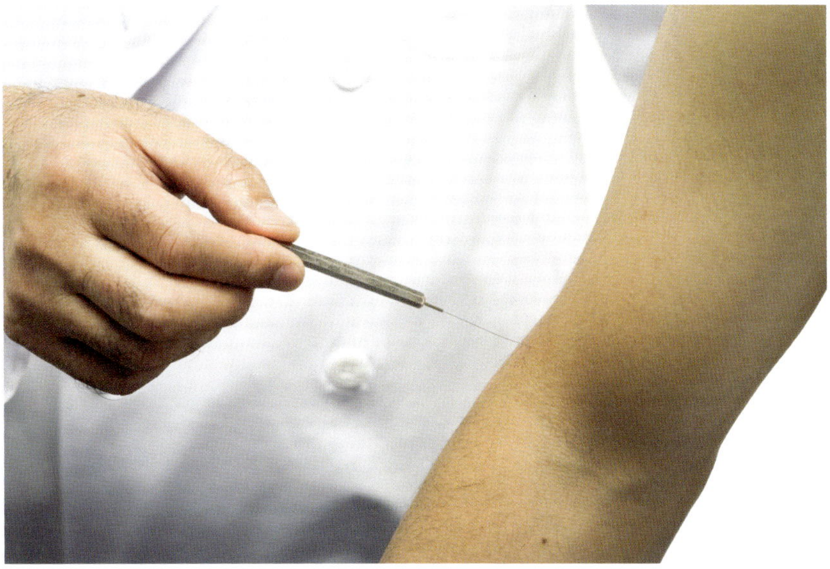

竜頭の半ばほどまで鍼管を入れたらストップします

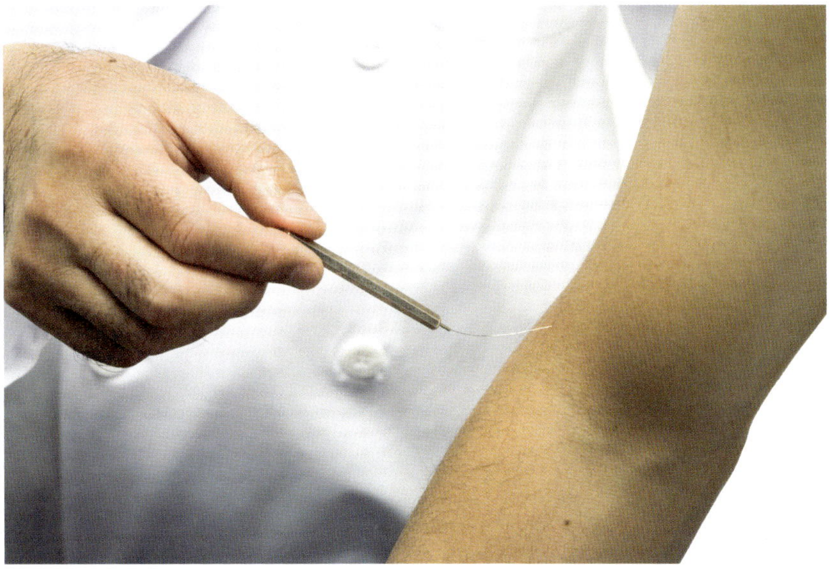

この位置で鍼管を鈴を鳴らすように振るわせます。

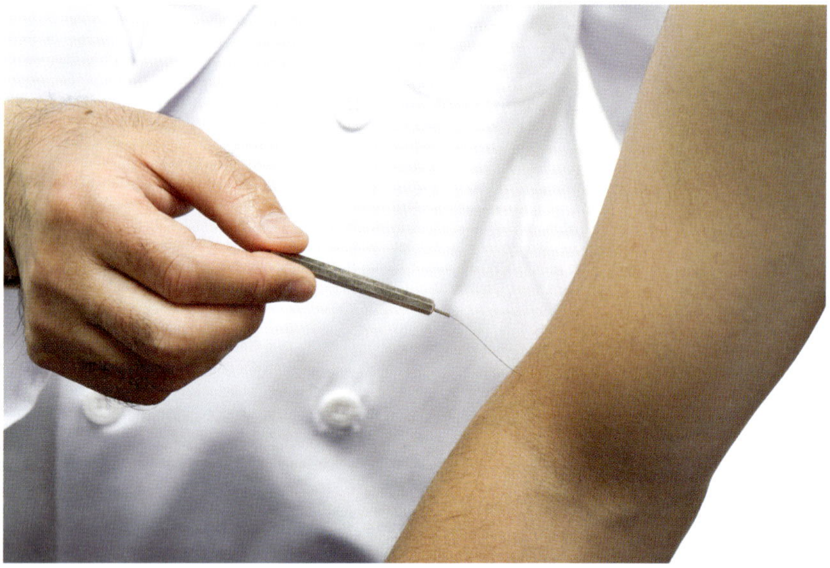

こうやることによって微妙な振せんの感覚が伝わることをねらった催気法のような働きを持つ管術です。あとは抜鍼します。

十四管術のまとめ

カギとなる操作法から分類

- 管で鍼を振るわすタイプ→竜頭管、巧指管、内調管、通谷管、熛鍼管。
- 管で鍼の周囲を叩くタイプ→撥指管、扣管、遠覚管、暁の管、細指管、気拍管。
- 管を鍼とともに押し啄むタイプ→推指管、爻疵管。
- 管で鍼や周囲を摩擦するタイプ→随肉管。

第3章 十四通りの押手

十四通りの押手には着物を着ている患者に対する押手や、急性症状に対する薬がなかった時代の特徴的な押手が含まれています。馴染みのない形のものもありますが、現代でも応用可能だと考えています。

なお、写真やDVDに収録された映像ではわかりやすいように、ほとんどの押手を鍉鍼を使って解説しています。

①三本捨鍼［さんぼんすてばり］

後述する「平の押手」にて、示指と中指の間、中指と薬指の間、薬指と小指の間に、3本の鍼を刺入して置鍼する構えです。腹部の虚した部位を覆うように当て、腹中の気の到来をうかがいます。手の下の近くにある気を漏れ失うことなく保持した上で、遠く周囲の気を集め至らせるように、3本の鍼を押手の上から押したり捻ったりする術を加えます。

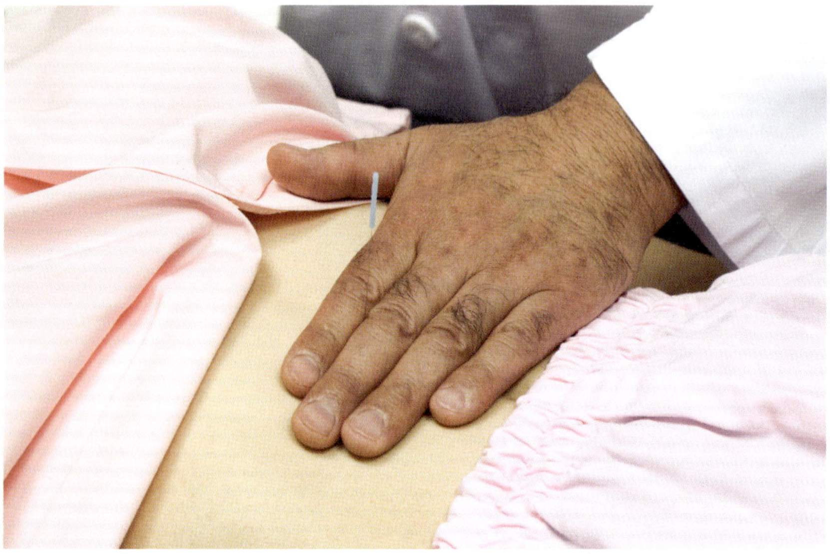

上脘、中脘、下脘を例に説明します。まず虚した腹中の気を補うようなかたちで、虚した腹部に手を当て、示指と中指との間に鍼を立て、上脘に刺鍼します。

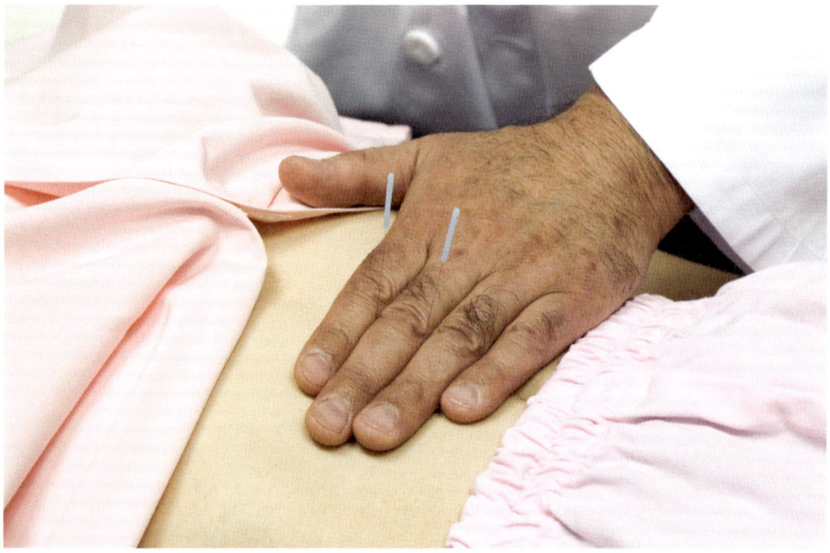

次に中脘を目標に、中指と薬指との間に鍼を刺入します。

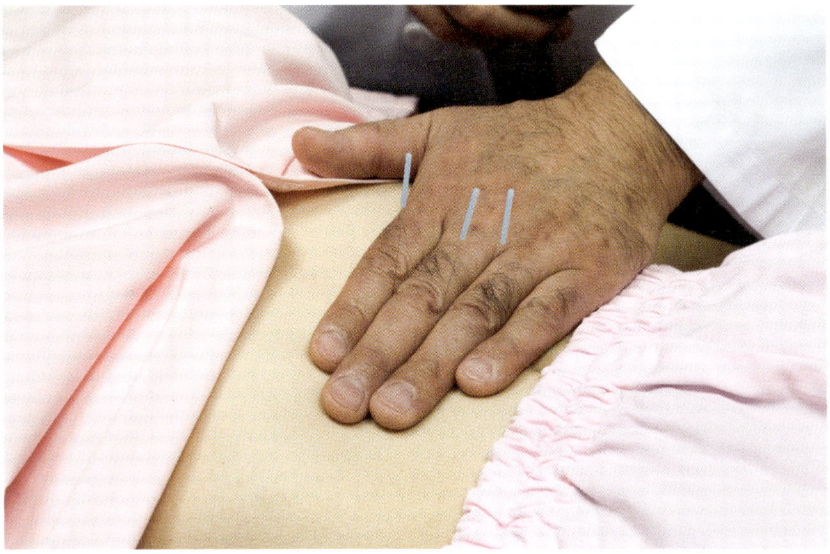

最後に薬指と小指との間に３本目の鍼を刺入します。刺鍼部位は下脘です。

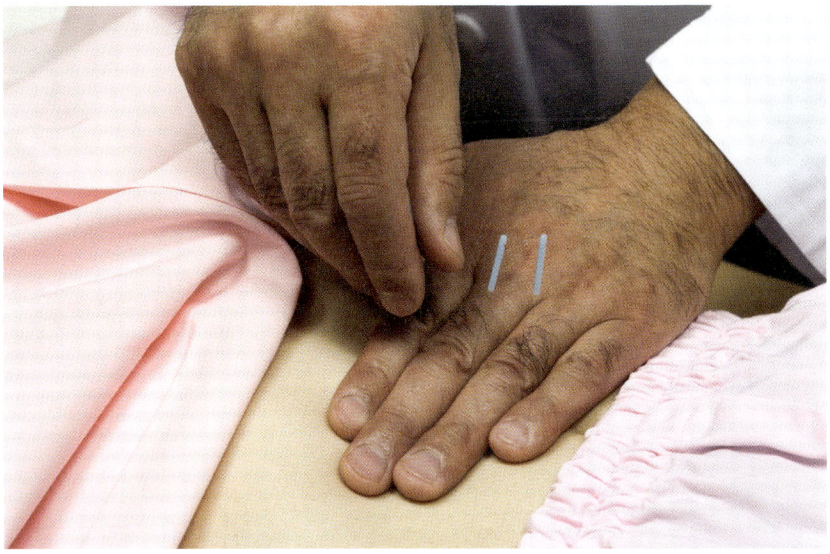

この状態のまま１本ずつ捻りを加えたり、雀啄を加えたりします。腹中の気を補って気が集まり、到来するのをうかがえたら、１本ずつ抜鍼します。

②平の押手［ひらのおしで］

正座して拝礼するときのように、四指および手掌をともに平らに伸ばして皮膚に当て、示指と中指の間に鍼を刺入します。主に腹部のような広い部位に用いる押手です。前出の「三本捨鍼」や、後出の「三毎の押手」「離れ立」の基本ともなる押手で、打鍼術の押手とも類似します。

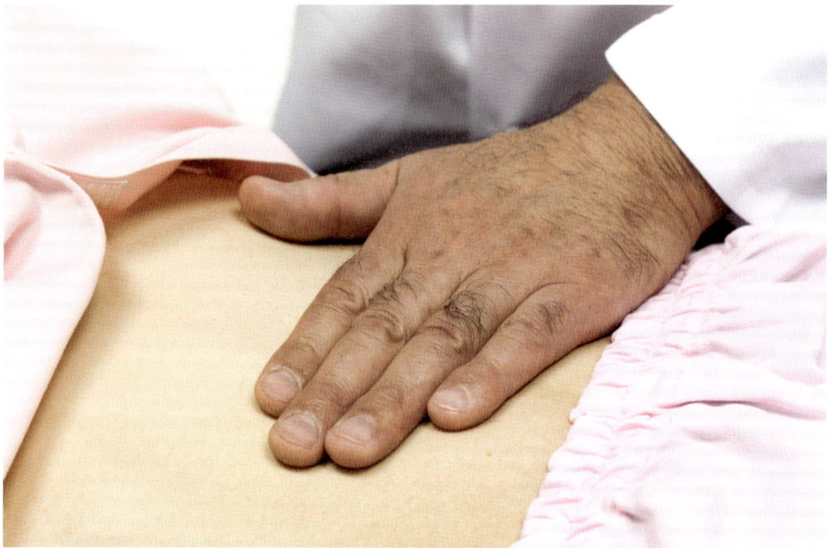

腹部のような広い面積のところに用いる押手です。四指と手掌を平らにします。

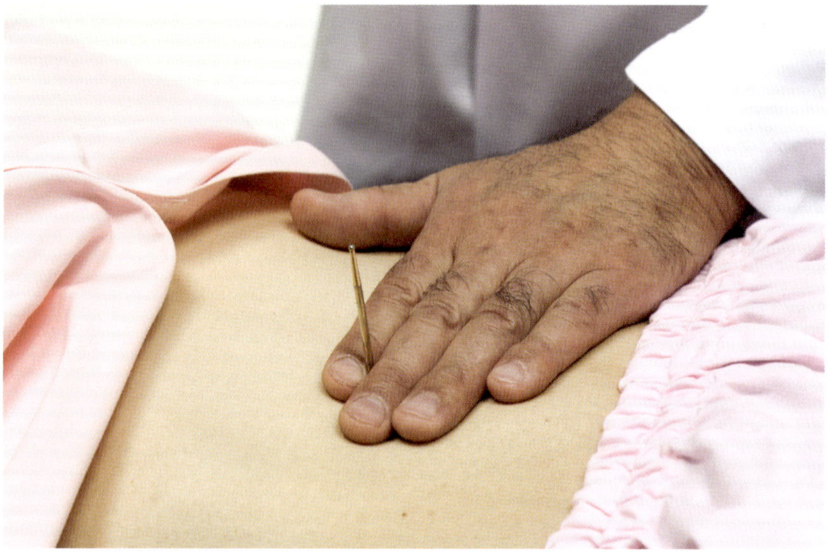

その状態のまま示指と中指との間に鍼を立てて刺入します。

③束の押手［そくのおしで］

小指球を皮膚にしっかり当てた上で、四指を屈曲して斜めに倒し、満月に構えた母指と示指の間で鍼を把持します。斜刺に用いる押手です。

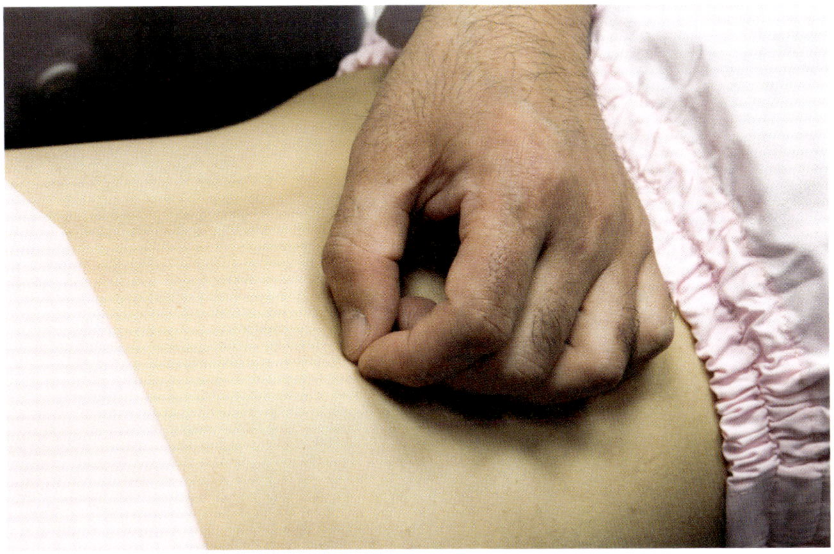

示指から小指までの４本の指を束ね、小指球を皮膚につけます。

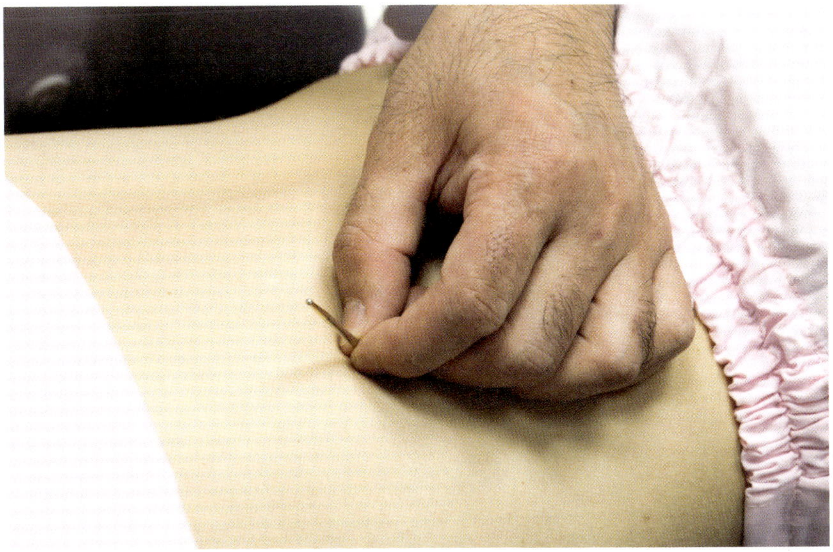

その後、満月に構えたつまみぐちに鍼を刺入します。こうすると母指側が浮くため、斜刺に用いられていました。

④三毎の押手［さんまいのおしで］

示指・中指・薬指の三指をそろえ、母指と小指は離して、三指の付け根から指端に至るまでを平らにし、示指と中指の間から鍼を刺入します。着物の襟口から肋下へと手を取り巻くように差し入れて刺入するときなど、狭い部位へ差し込むときの押手です。

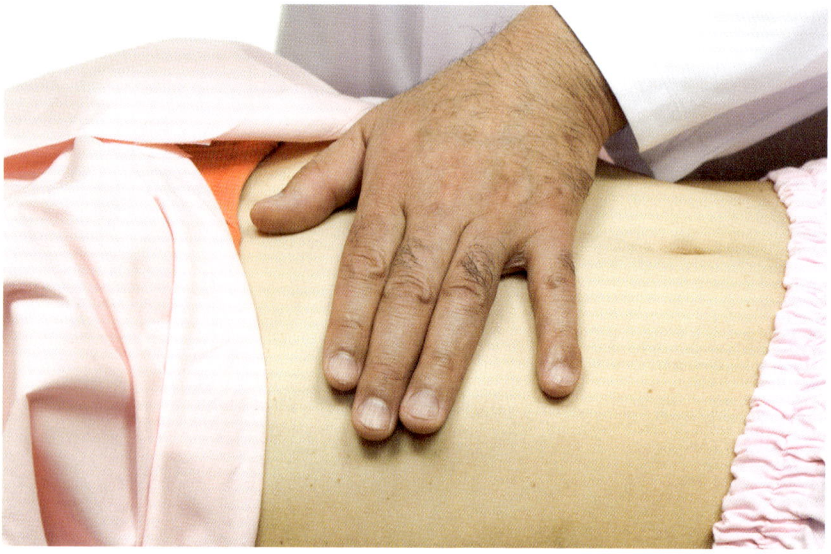

示指から薬指までの３本の指を使います。

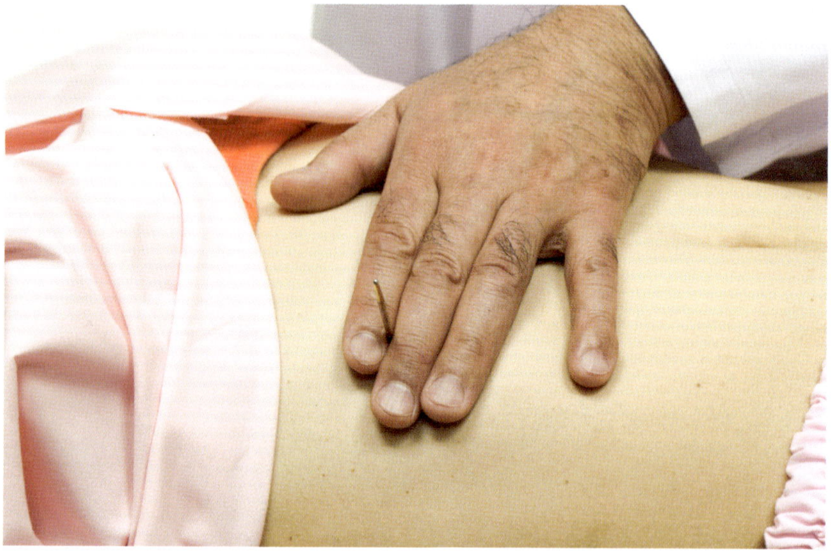

示指と中指との間に鍼を刺入します。昔は着物を着ていたので、着物の襟口から肋間にこのように３本の指をしのび込ませ、肋間に鍼を刺していました。

⑤離れ立［はなれだち］

示指と中指をそろえ、他の指はそれぞれに離して、示指と中指の間から鍼を立てる押手です。襟首から項や肩甲間部などの狭い部位に二指を差し込んで鍼を立てるときに用います。

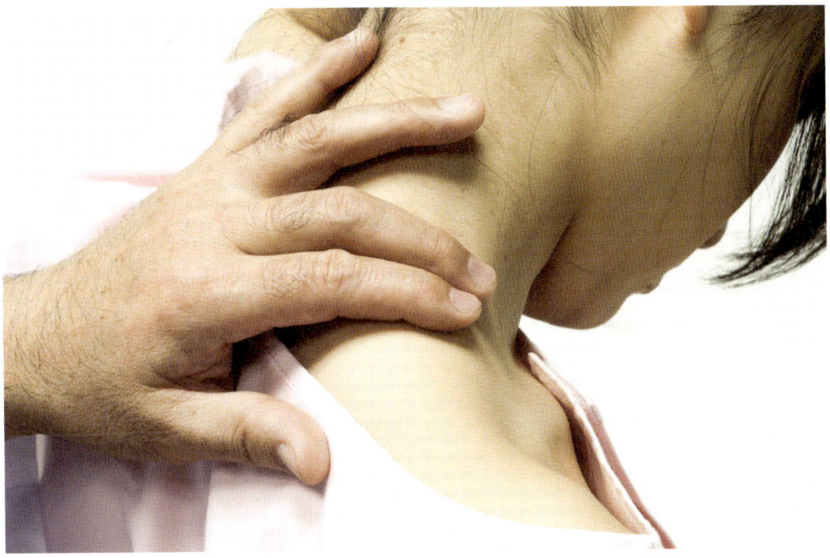

うなじのような角度のある部位や着物の襟口から指を入れて肩甲間部に刺入したりする場合に使われていました。まず鍼を構える示指と中指以外の指を離れさせます。

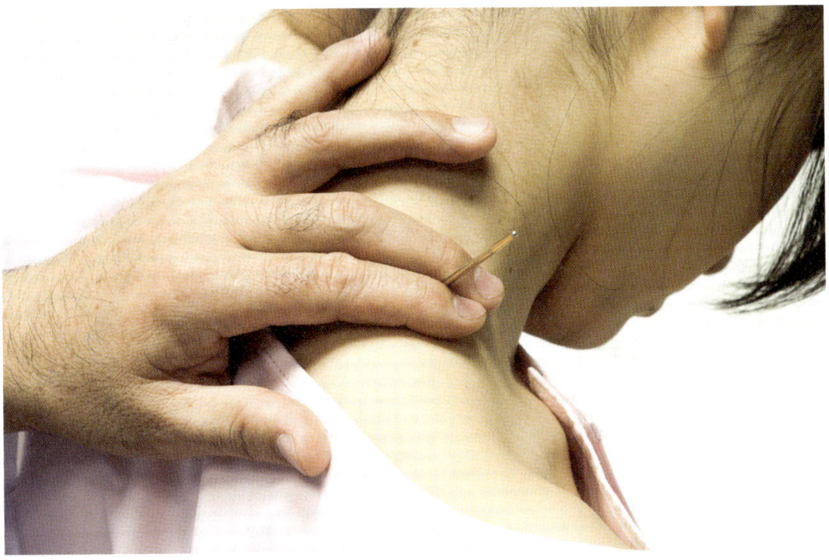

その後、２本の指の間に鍼を刺入します。

⑥曇立［くもりだち］

小指を支点として立て、薬指と中指は伸ばしたまま手掌を浮かせ、満月に構えた母指と示指の間に鍼を把持します。諸々の熱病の場合や、熱のある患部に、浅く多く速刺速抜の瀉法で刺鍼するときに用います。

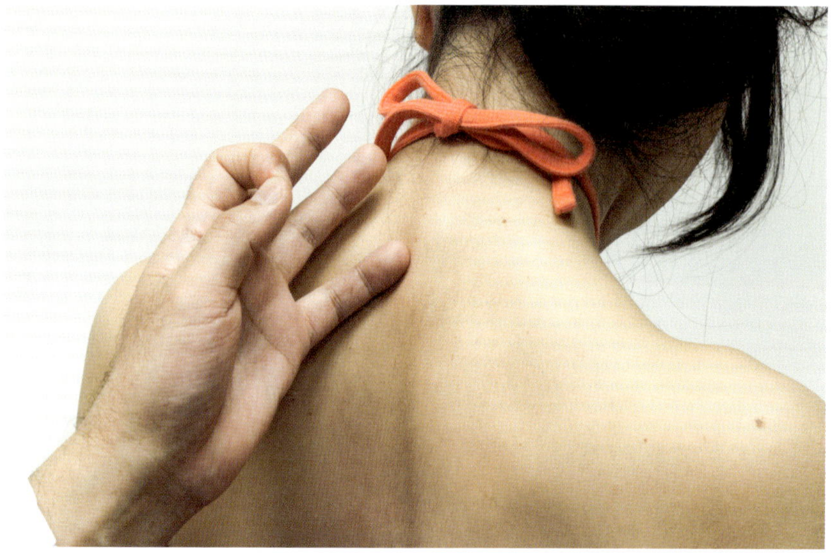

熱感がある場合に、浅くたくさんの部位に刺入するときに用いる押手です。まず押手のつまみ口をつくります。

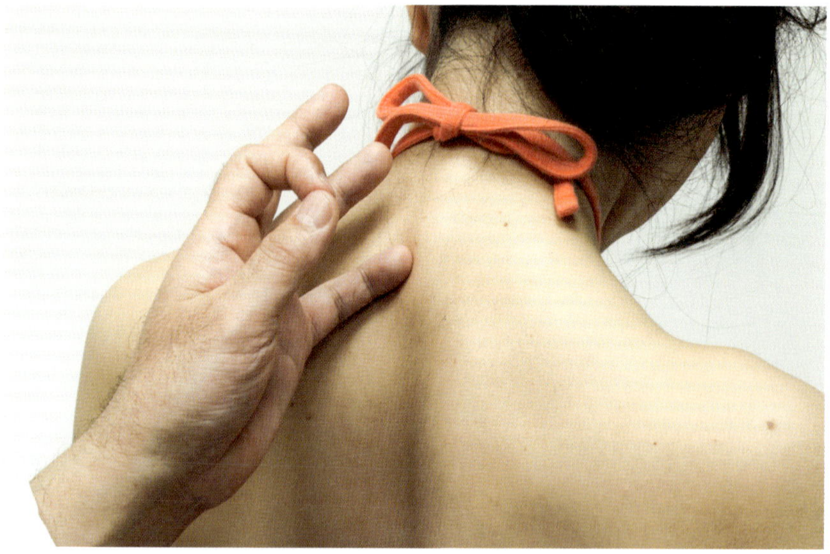

次に小指を支点として、つまみ口を倒していきます。

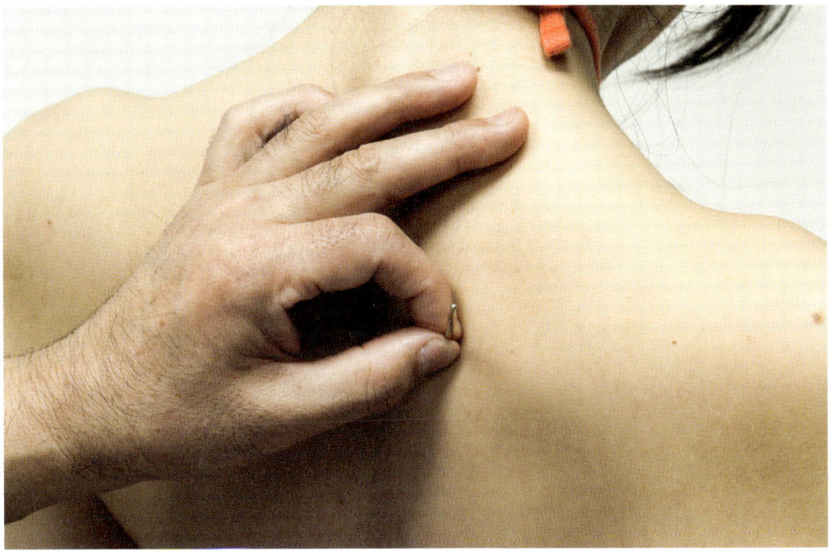

その後、小指とつまみ口以外は立たせるような形で構えて鍼を刺入します。

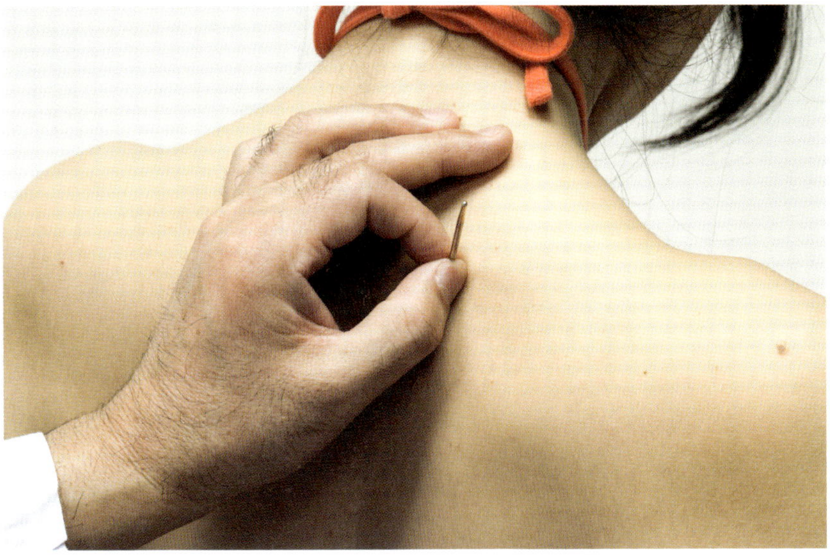

同様の手順にて、小指を支点として、いろいろな場所に浅く鍼を刺していきます。

⑦筒立［つつだち］

握った中指・薬指・小指の中節骨を支点にして、満月に構えた母指と示指の間に鍼を把持します。脇腹の章門の辺りや、項や背中などの丸くなった部位に用います。中指以下の三指を握りたたむのは、狭い部位でも邪魔にならないためです。

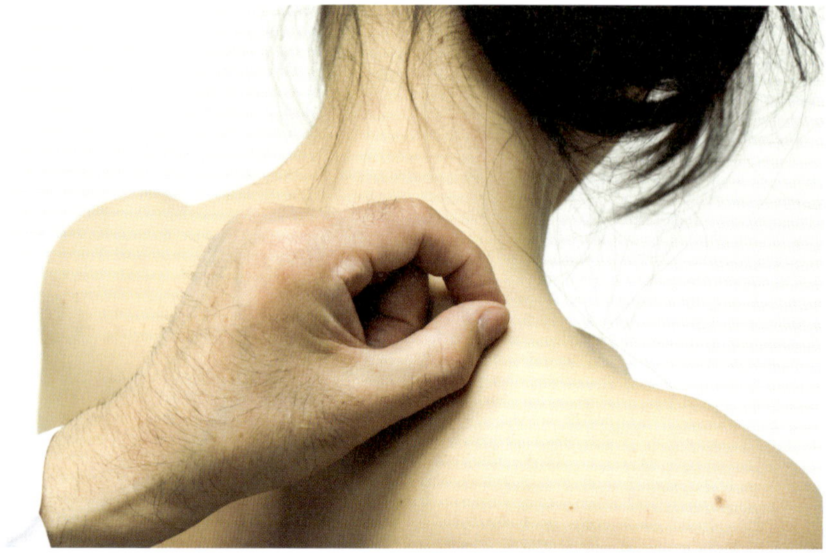

曇立とは違い、筒立は中指から小指までを筒のように丸めます。

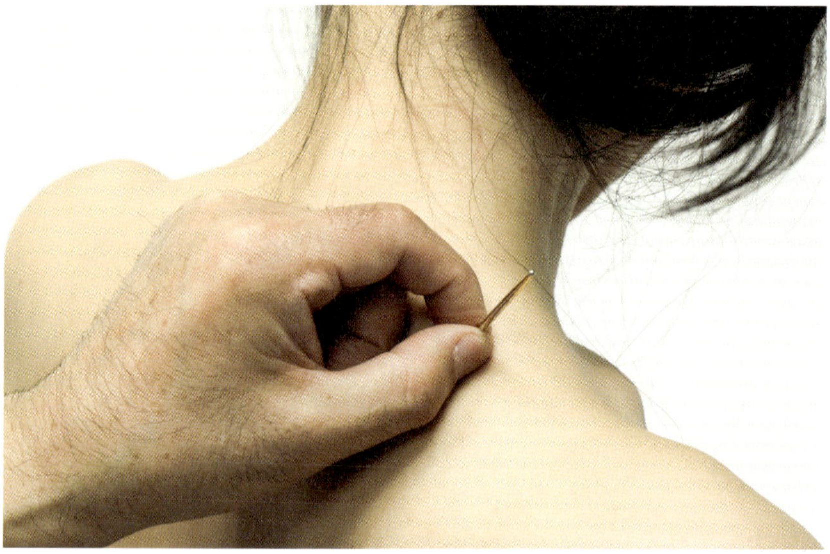

押手が決まったら、満月の押手のつまみ口に鍼を刺入します。コンパクトな押手が特徴です。

⑧本福打鍼［ほんぷくうちばり］

癲癇発作時や、狂ったように走りだそうとする患者、あるいは不随意運動のある痿症の患者に対して、四肢に刺鍼する場合に用います。暴れる手足を四指で押さえつけ、母指と示指の間に鍼を把持して刺す押手です。

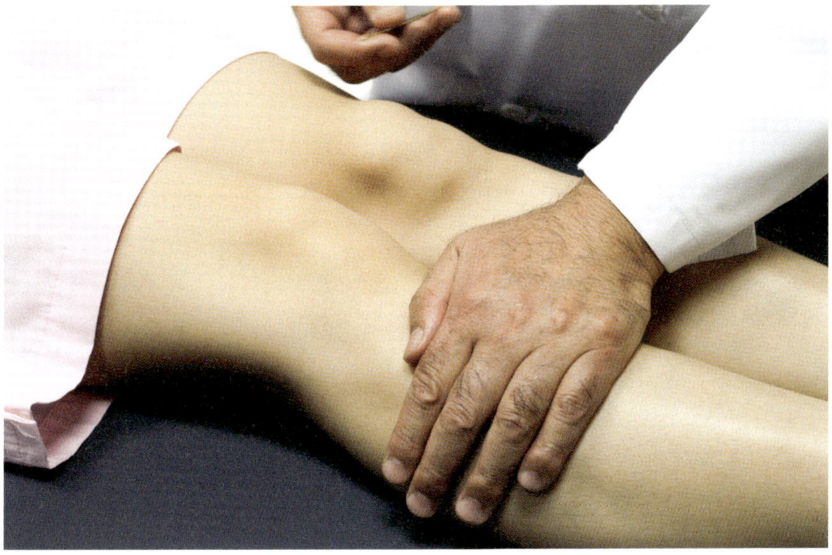

特殊な押手です。マラリアに罹患した患者や癲癇発作の患者のばたつく手足を押さえるときに使っていました。写真のように足を押さえつけます。

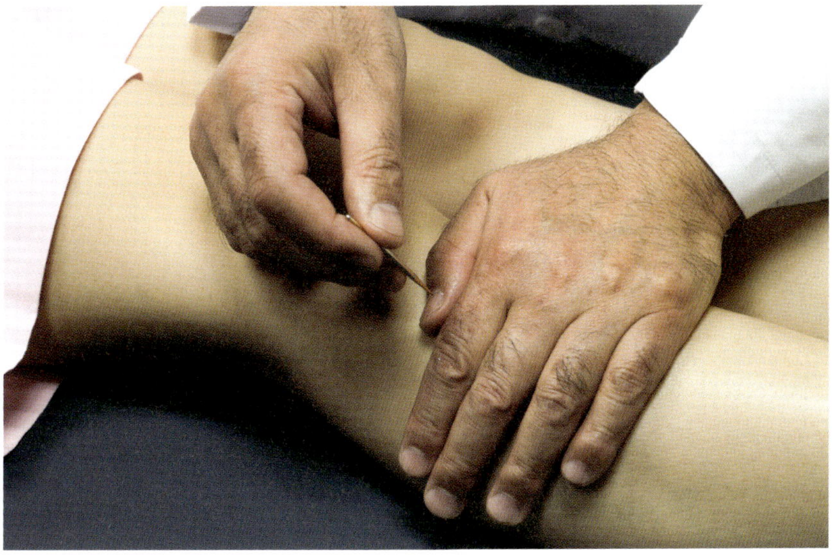

足の動きを止めたところで、押さえつけた母指と示指の間から刺鍼します。

⑨打捻［うちひねり］

　腹の積聚や背中の痞塊など、動きやすい固まりを刺すときに用いる押手です。中指・薬指・小指で固まりが動かないように押さえ、それを推し上げたうえで、満月に構えた母指と示指の間に鍼を把持し刺します。

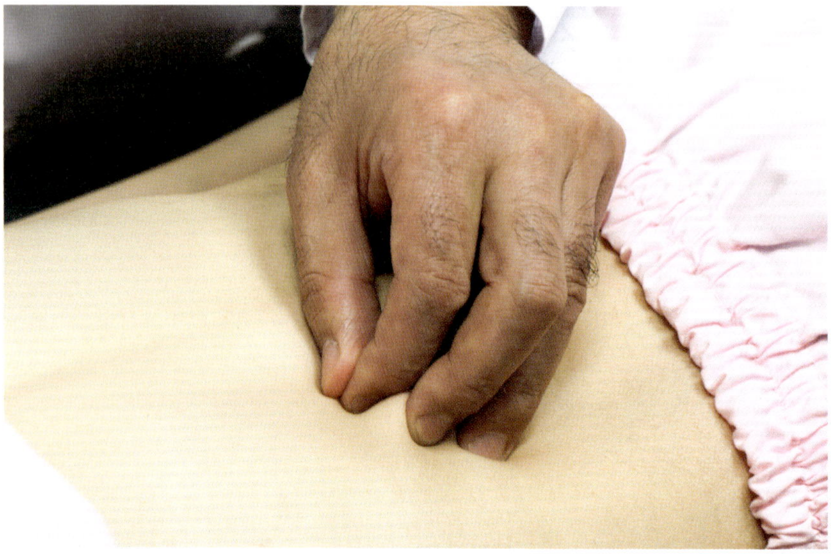

積聚などの固まりが逃げないように周りから押さえ込みます。

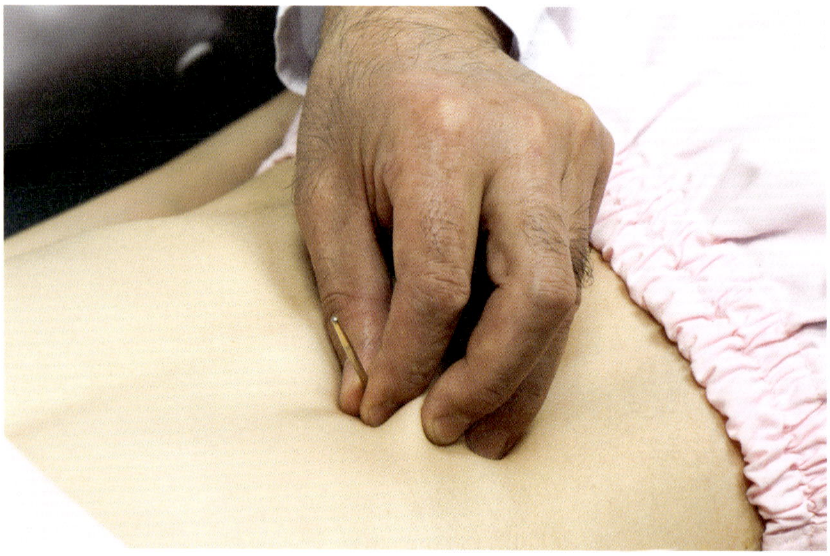

押さえこんだ固まりを絞るようにして押手をつくり、その固まり目がけて鍼を刺します。

⑩反打［かえしうち］

気絶した患者の左右の側面や脇の下に刺鍼する場合、またはうつ伏せで倒れて動けない患者の、胸の中府や雲門などの穴に刺鍼する場合に用いる押手です。地面と体幹との隙間に「平の押手」を差し込み、押手の示指と中指の間から刺入する構えです。現代においては、寝たきりの患者が腰殿部や背中の痛みを訴えている場合などに応用できます。

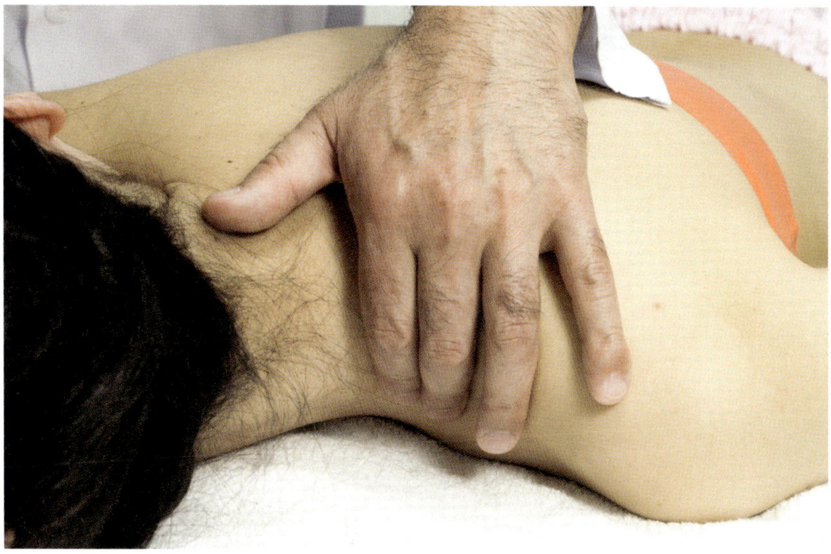

気絶して動けない患者と床の間に示指と中指を滑り込ませます。

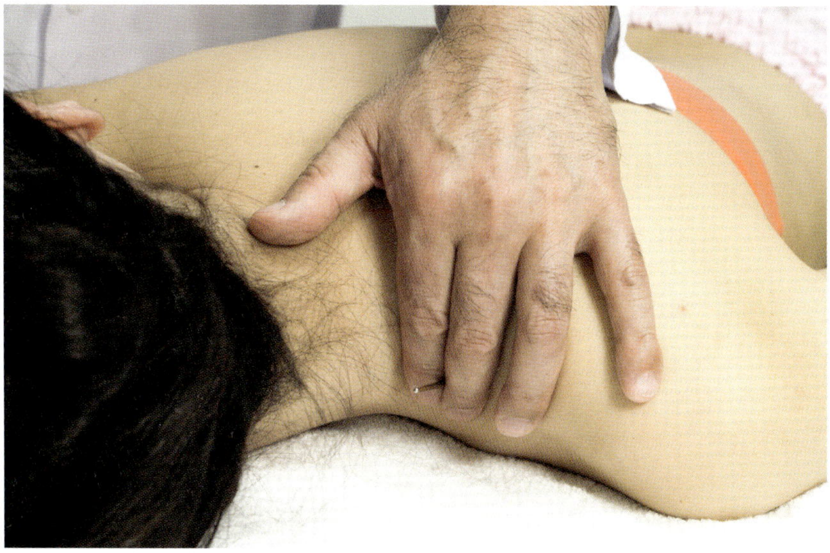

差し込んだ指の間に鍼を刺入します。

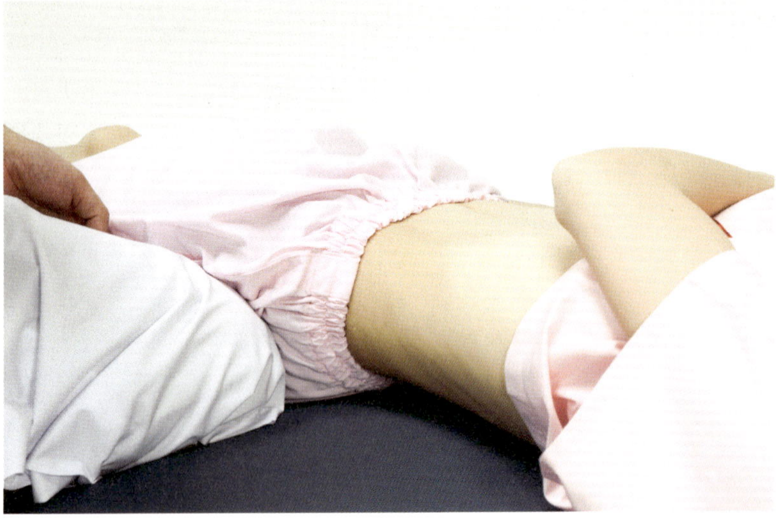

現代的な応用の例です。寝たきりの高齢者がうっ血性の腰痛を訴えているとします。その際はまず腰に膝を入れ込み、隙間をつくります。

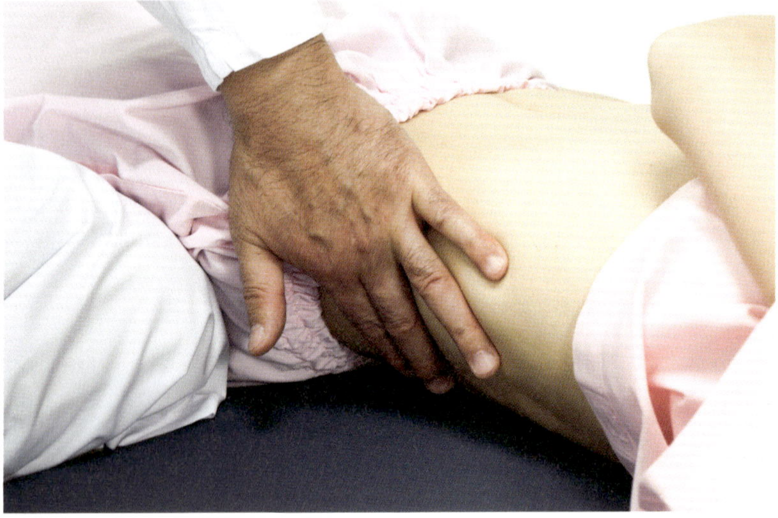

空いた隙間に手を差し込みます。

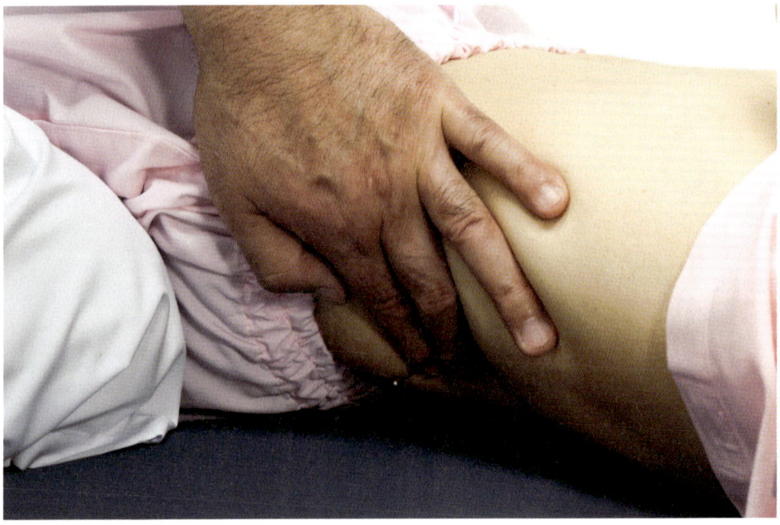

示指と中指の隙間から鍼を刺入します。

⑪離れ［はなれ］

指先に鍼を行う場合の押手です。母指と示指で患者の指をつまみ、中指以下は適当に離します。瘀血の鬱滞した紫瘡部位に刺入する場合は、母指と示指とで紫瘡をつまみ上げ、「打捻」のように中指・薬指・小指で周囲を押さえ、瘀血を集めるようにして刺します。

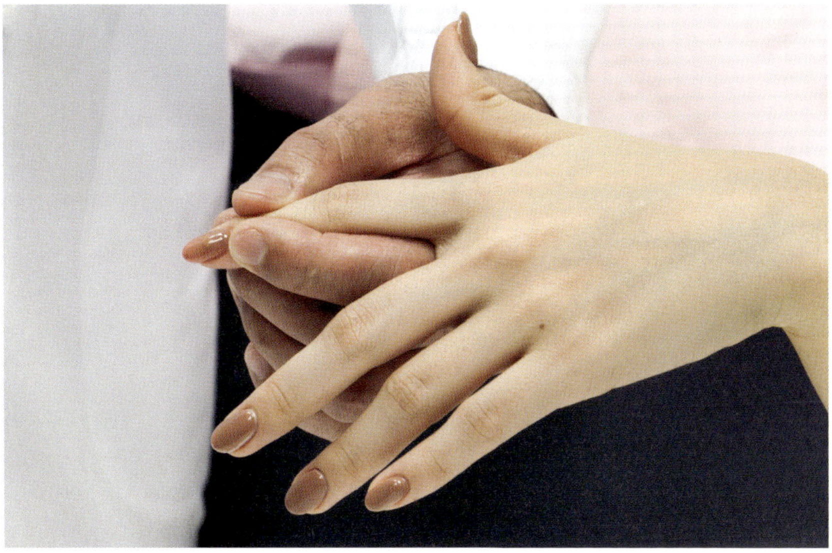

井穴などに使います。指先をつまみます。

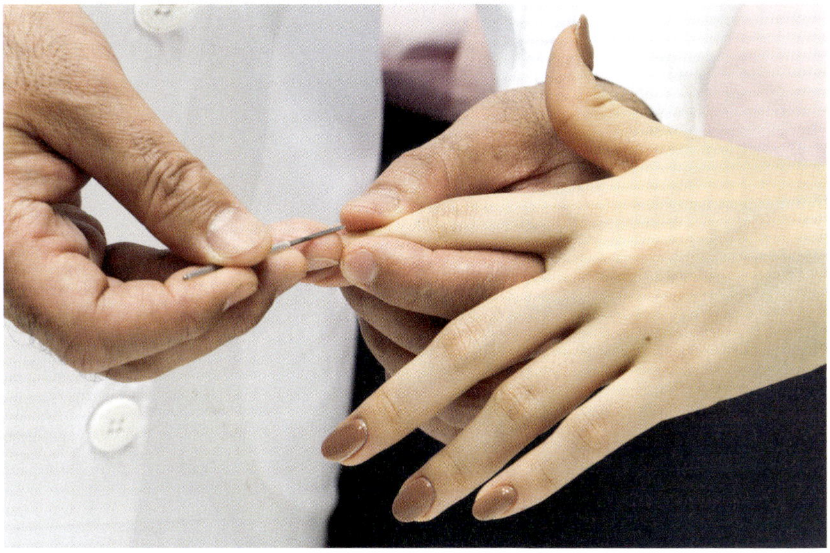

その後、指を押さえた上で鍼を刺します。

⑫摘の押手［つまみのおしで］

現代でも通常に用いる「満月の押手」です。中指・薬指・小指を伸ばして皮膚上に当て、満月に構えた母指と示指の間に鍼をつまみ、刺入します。小指球と母指球がしっかりと皮膚を固定していることが、安定した刺入の基礎となります。比較的面積が広い部位であれば、あらゆるところに用います。

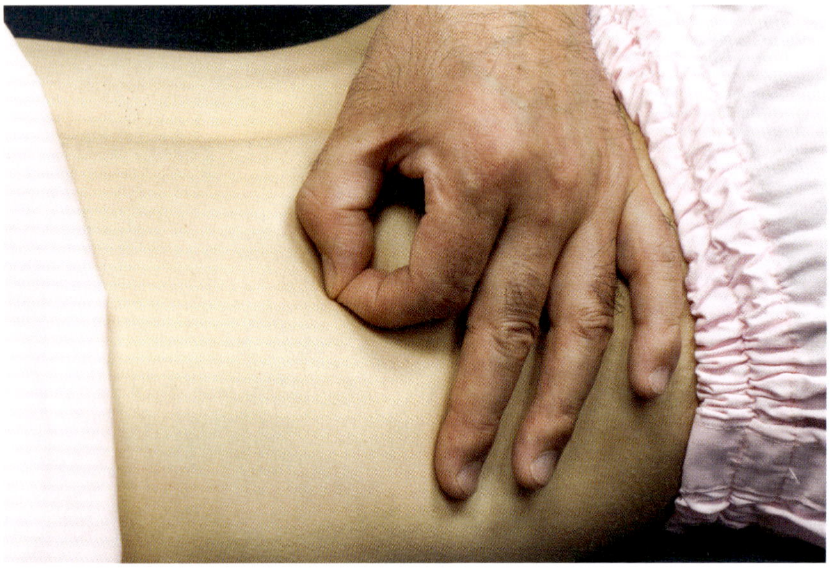

現在でも日常的に用いられている押手と同じです。示指と母指で満月をつくります。小指球と母指球をしっかりと皮膚につけましょう。

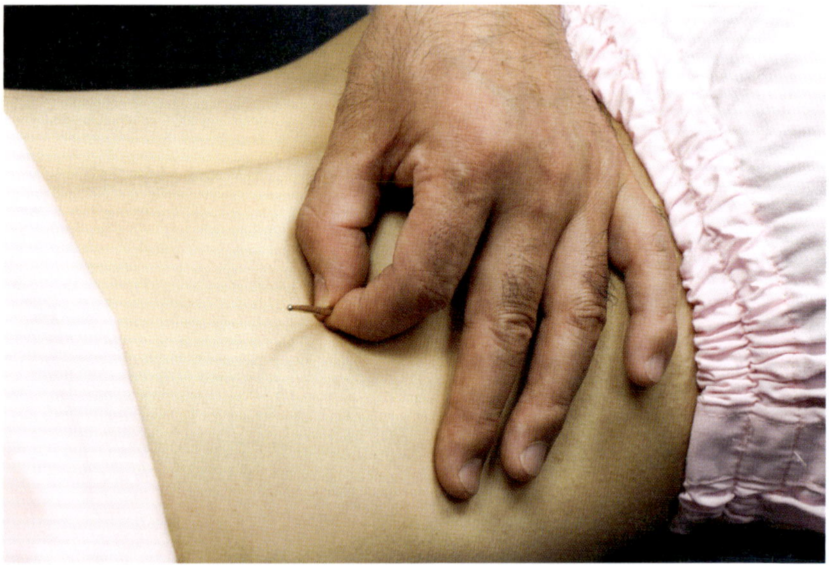

満月に構えたつまみ口に鍼を刺し入れます。広い面積の部位ならどこでも使える押手です。

⑬束の鍼［そくのはり］

中風発作などによって人事不省に陥った場合など、腹部に気を集めたいときに用いる押手です。「平の押手」を下腹部に当て、示指と中指の間に鍼を把持します。鍼を刺入した後、刺手の母指と示指の頭を押手の鍼を把持した関節部分に乗せ、両手全体で皮下を押したり引いたりします。腹中に動ずる気を集めて大きくするためです。

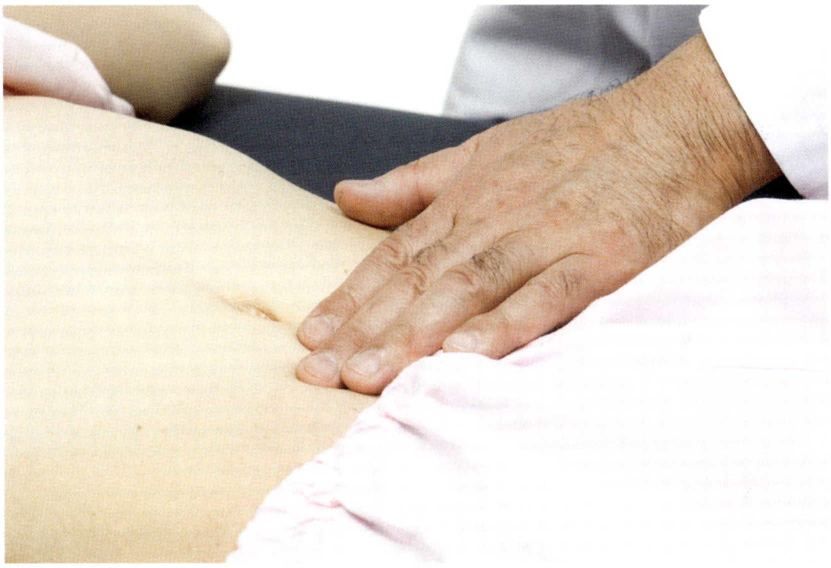

普通に平の押手を構えます。

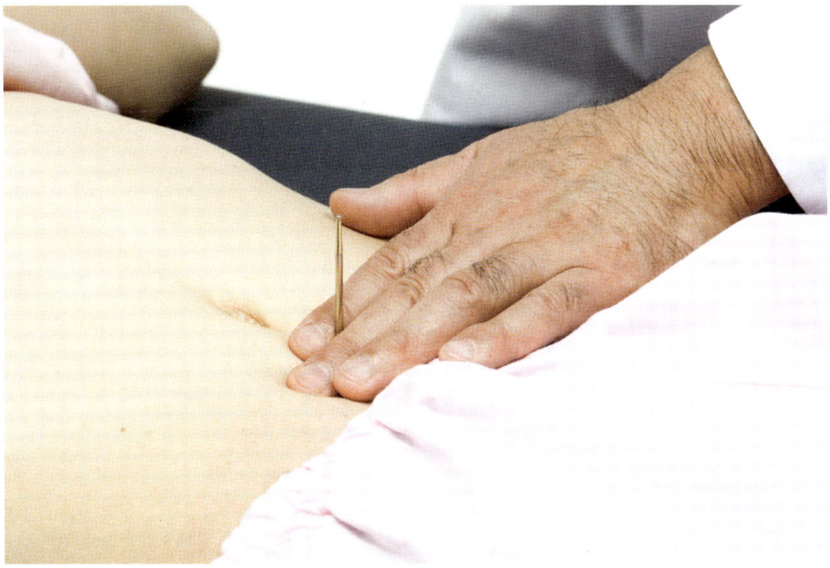

示指と中指の間に鍼を立てます。この時点ではまだ鍼を刺していません。

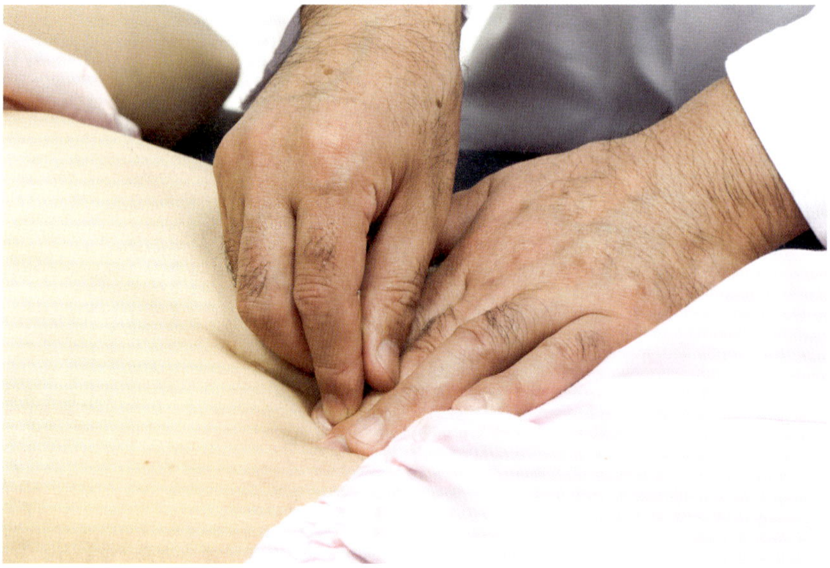

立てた鍼に対して刺手を添え、両手全体をゆっくり患者の下腹部に押しつけて動気を集めながら刺します。

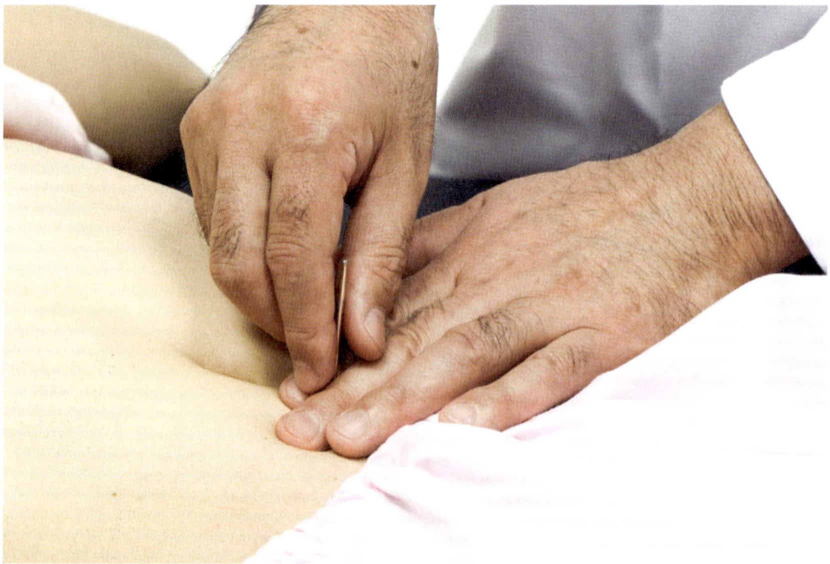

両手全体を押しつけた後は、少し浮かします。これを何回か行い、気が集まってきたら抜鍼します。

⑭気拍の鍼［きはくのはり］

気拍術を用いるときの押手です。気拍術は、適当な深さまで刺入した鍼の周囲から、鍼管または刺手の指頭でもって皮膚上を叩き振るわせる副刺激術です。そのために、通常の満月の押手を構えた上で、中指以下の３本の指は邪魔にならないように屈曲しておきます。

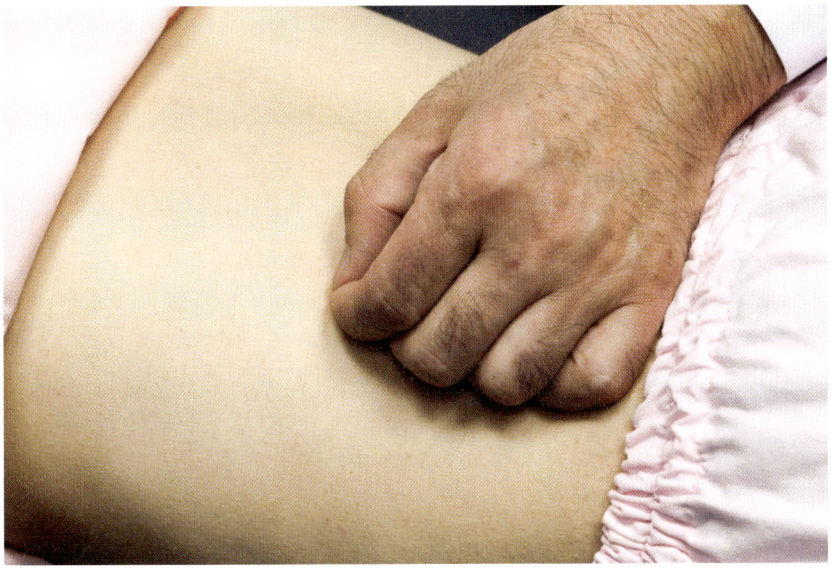

十八手術の気拍術と似ています。違うところは押手を満月に構えた後は、指をたたんでおくところです。

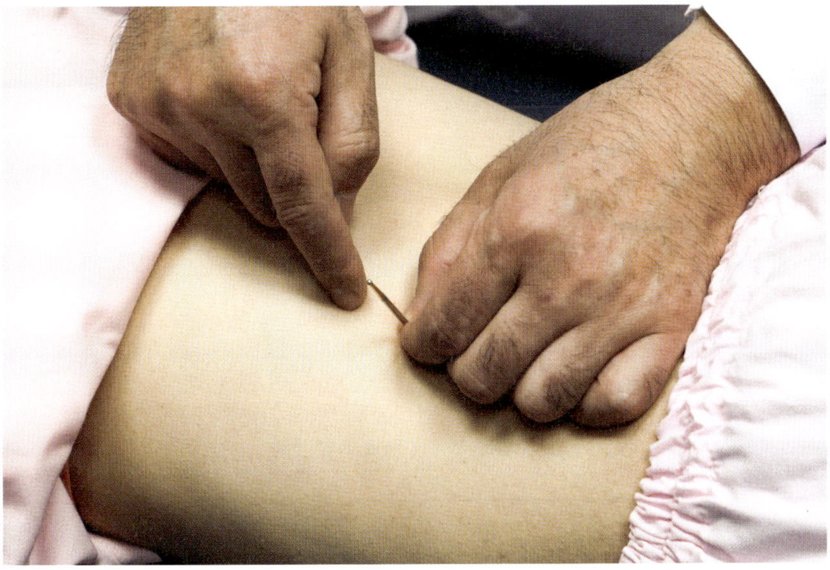

満月のつまみ口に鍼を刺入した後、その周辺を刺手の指で叩きます。

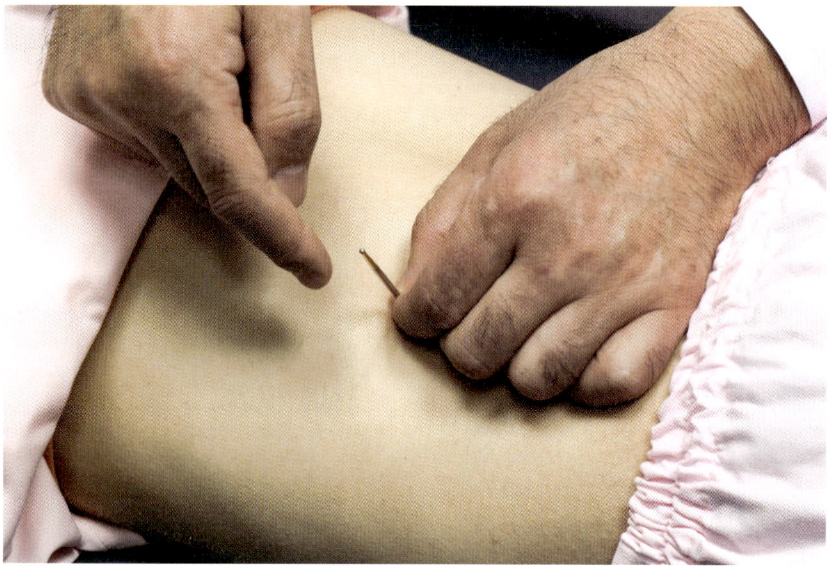

刺入部位をまわるように、いろいろなところを叩いていきます。

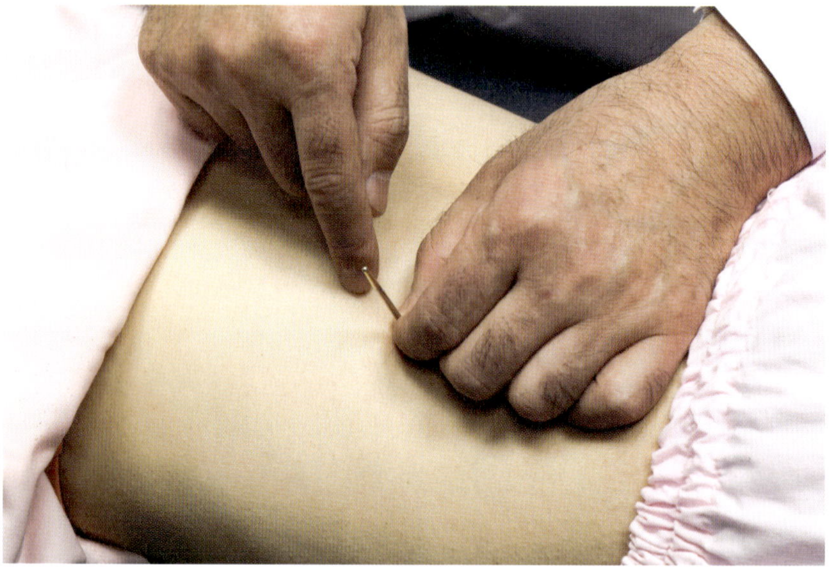

このような副刺激術の際に、指が邪魔にならないようにたたみ込む押手となっています。

第4章 症例

これまで見てきた杉山和一のテクニックの数々をどのように臨床に応用すればいいのでしょうか。最後に、「急性期の首肩痛および腰痛」「治癒経過中の五十肩」「慢性腰下肢痛」「虚弱体質による頭痛」「左顔面神経麻痺と右耳の難聴」の症例を取り上げ、具体的な臨床応用の仕方を学んでいきます。

症例1

急性期の首肩痛および腰痛

【患者】47歳、女性（中肉中背）

10日前から右首肩の鈍痛があり、2日前にマッサージを受けたところ、しばらくするとかえって痛みがひどくなり、昨日から右側頚部から肩にかけて激痛が走り、首を動かせなくなった。

仕事で荷物運びなどをしており、肩こりはもともとあったが、聞くと、3週間前から咽喉の痛みがあり、これが治ってきたと思ったら首肩の痛みが出てきたという。咽喉の炎症が原因となり、邪熱が首肩にまわってきたものと思われた。脈診すると、脈は浮緊で右脈寸口が特に強い。舌診では、中央の白苔がやや多めで、歯痕があることが特徴だった。腹診すると、右胸脇部から右咽喉、首肩にかけて邪気を感じ、右腹直筋が拘攣し、心下に動悸がある。臍下両脇に瘀血の硬結もあったが、先急後緩の治療法則に従い、首肩痛をまず治すことにした。

右側を上に側臥位になってもらい、熱感のある右側頚部に瀉的な散鍼と、浅い切皮を数カ所に施した後、右手の中渚に軽く切皮し鍼柄を弾いて得気した上で（「竜頭術」）、旋撚し、熱気を手によく引くことを試みた。少し圧しても激痛にはならなくなったのを見計らって、痛むスジをよく確認し、中斜角筋・後斜角筋の圧痛部に2カ所、浅く切皮した上で速刺速抜の瀉法を加えた。その上で起きてもらい、左手の中渚に軽く切皮し、鍼柄をつまむように叩く「気行術」を施し、手元に邪熱が引き寄せられるのを確認した上で、旋撚を加えながら動かなかった首を少しずつ動かしてもらった。すると、少しずつ痛みが引き、側屈および回施が可能となった。しかし、前後に動かしたときに肩甲骨内側上部に痛みが残る。そこで、右の肩外兪と秉風に切皮した状態で管から出ている鍼柄頭を細かく叩く「細指術」を施すと、痛みはほぼなくなり、前後にも動かせるようになった。

また、患者の自宅から慌てた声で往診の依頼がきたことがあった。駆けつけてみると、食卓の下にうつ伏せで腰を押さえ呻いており、身動きすることもできない様子。聞くと、2～3日前から腰が重だるく感じていたが、今朝布団から起きると激痛が走り、食卓まで来て倒れて動けなくなったという。腰の筋肉は熱く緊張し、触れるだけでもビクッと痛がる。鍼治療どころではない。そこでまず上側になっていた足の崑崙の圧痛点に銀の鍉鍼を当て、「気行術」にて鍉鍼の上部をつまむように叩いていると、患部の邪熱が崑崙から噴き出すように湧いてきた。5～8分ほど続けていると、少しずつ邪熱が減り、これと同時に患部表層の痛みも和らいだため、腰に触り、圧痛部位をよく確認した後、瀉的な散鍼と浅い切皮を広い範囲で施した。これにより表層筋がゆるんできた後、中間層の筋肉の疼痛部位を2～3カ所、速刺速抜の瀉法を施した。また手の後谿によく気を引いて、少しずつ身動きしてもらうと、何とか起きられるようになった。

次の日、痛みが落ち着いていたため、拘攣している腰のスジ張りを軽めの瀉法的な「雀啄術」にてゆるめ、腰の曲げ伸ばしをしてもらった。筋筋膜性腰痛のほとんどは、身体内外からの冷えが原因となっている。患部の熱感がなくなってきたら積極的に温めるほうが回復が早い。故に棒灸やカイロなどで温めたり、ゆっくりと風呂に入るのも良い。この患者も鍼と休養で無事に3日後から出勤できるようになった。

症例 2

治癒経過中の五十肩

【患者】61歳、男性（中肉中背）

以前より右肩に違和感があったが、11月初めに胃潰瘍で入院中、右肩周囲痛がひどくなり、整形外科医に診てもらうと、「五十肩」と診断された。退院後、温熱療法とマッサージを受けていたが改善せず、12月中旬より鍼治療を開始。肩関節の前方挙上は可能だが、外転90度以上と後方挙上時に激痛が走る。瘀血があり、夜間痛もある。脈診すると、沈細で左脈は緊、右脈は濇弱。舌診すると、湿潤はあるものの裂紋が多く、色は紫暗で両脇に微黄の膩苔があった。腹診では、右脇下が堅く痞えて動悸があり、上腹部にはガスが脹っていた。邪熱は右脇下から右胸を上行し、右肩に至っている。晩酌が楽しみなようで、もともと胸腹部には瘀血と水毒があった。そこに仕事のストレスも加わり、胃潰瘍になったものと思われる。そして、その邪毒（瘀血と邪気）は、胃潰瘍の回復過程で右肩周囲へと移動していったものと思われた。

治療は、右半身の血流が悪い状態なので、まずは根源となっている右脇下の痞堅した拘攣部位をゆるめ、気血の循環を促すことから始めた。寸3－2番のステンレス鍼にて肋骨弓下にある期門に、直下・左・右と3方向に刺鍼転向する「三法術」を施し、梁門に「雀啄術」を施した。また、腹直筋の拘攣をゆるめた上で、中脘に天人地の3段階に刺入しては押手の摘み口を重い銀の鍼管または示指にて叩き振るわす「内調術」を施した。これは、邪熱を漏らし、腹筋の拘攣硬結をゆるめるためである。その上で、右肩周囲の邪気を散じていく。すなわち、上腕二頭筋、三角筋、上腕三頭筋、大胸筋などの拘攣しているスジに、単刺術にて浅く多く刺しては鍼を抜き、鍼とともに邪気を漏らす。邪気が漏れると同時にスジ張りはゆるんでくるため、必要以上に雀啄をして筋を傷つけ、炎症や神経の興奮を起こさせてはいけない。

次に中府より外方へ、また肩髃より後方へ横刺で刺入した上で、鍼の周囲を管頭にて叩く「扣管術」を施し、浅い筋層に平面的にこもる邪熱を叩き散らした。そして抜鍼後に瀉的な散鍼を加える。最後に健側の手三里に左肩に向けて浅く斜刺し、微雀啄と旋撚を同時に加えながら右肩を動かしてもらうと、前よりも痛みなく動かせる状態に改善した。なお、こうした治療を2～3回繰り返すと、状況はガラリと変わってくる。それに従い、治療方針や用いる手技も当然変わる。

結果的に、この患者の場合、週2回のペースで治療し、12月下旬には夜間痛は消失。邪熱が少なくなるに従い、右肩周囲の冷えが顕著となり、冷たく拘攣したスジ張りによる可動制限が治療の眼目となった。上腕二頭筋、上腕三頭筋や三角筋の拘攣部位を「雀啄術」と「三法術」を用いてゆるめ、棒灸にて温める治療である。1月末には枯れ草刈りなどの軽作業もできるようになったが、疲れたり冷えたりすると以前からの慢性的な硬結部位の筋緊張が強まり、後方挙上時に拘攣痛が起こる。こうした硬結部位には「熱行術」を施すと、気持ちよいひびきを伴ってほぐれる。冷えて慢性的に血流の悪くなった硬結は、あまり刺入痛を感じないため、直接鍼を刺入した上で、押手の摘み口をもむように鍼体を微細にくねらせながら、刺手で鍼柄を旋撚しつつ微雀啄すると、硬結は上下左右に揺さぶられ面白いようにゆるんでくる。こうして2月末には、冷たくスジ張っていた右肩周囲も温まり、かつ軟らかくなり、左右差もなくなったことから、治癒とした。

症例3

慢性腰下肢痛

【患者】69歳、筋骨のしっかりした男性

主訴は左腰下肢痛。L 4/5 間のヘルニアを起こして以来 20 年間、腰痛の強くなる度に神経ブロックを繰り返している。剣道 6 段で毎日の稽古は欠かさず、現在 7 段の昇段試験を控えている。2 週間前に群馬県へ遠征し、自宅のある宇都宮に帰った後もすぐ夜間稽古して、終了後に皆でビールを飲んだ次の日に、急に左下肢痛と脱力が出現した。今回も神経ブロック注射を受け、稽古を休んだが、改善が見られず鍼灸治療を希望して来院した。

脈診すると、左右ともに弦脈で左脈のほうが弱く、尺脈が沈緊だった。舌診すると、中央から奥にかけて白苔が厚くある。腹診すると、飲酒で肝臓が疲れているせいか、右脇下が拘攣し、腹の右側と左臍下にガスが脹っている。聞くと、ガスが脹ると、腰下肢痛も悪化し、便が出ると少し楽になるという。背部の右肝兪の上下に硬結があり、腰は全面的に固く、特に左の志室付近とL 4/5 の左右傍らがカチカチに拘急していた。そして左臀部から左下肢全体の筋肉が、胆経を中心に、胃経と膀胱経周辺で著明に拘攣していた。今回の痛みと脱力は、骨関節由来のものではなく、冷えと疲労で拘急した深部諸筋が下肢の神経を圧迫または攣急して引き起こしたものと判断し、治療を組み立てることにした。鍼は寸 6 − 3 番のステンレス鍼を用いた。

身体内外からの冷えが主原因であるため、まずは腹中を温める治療を実施。中脘と右天枢に、呼吸に随って刺入し、長く旋撚を加える「随鍼術」を施した。左下腹部の大巨には、長い旋撚を加えた上で鍼の上下左右を押しながら抜鍼する「温鍼術」を施した。右脇下 2 カ所に軽く「雀啄術」を行い、筋拘攣をゆるめた上で、主目的の左腰下肢の拘攣している筋肉をゆるめていく。なぜなら冷えて慢性的な筋拘攣は鈍感になっており、腰臀部の筋肉は浅い層と中間層から深い層まで重層的に固くなっているからである。そのため、右肝兪付近と右側腰部にある脊柱起立筋の拘攣は、瀉法の「雀啄術」でゆるめた上で、左側の三焦兪・腎兪・大腸兪の諸穴に「乱鍼術」を用いて、硬結化した筋肉をゆるめていく。なおここでの「乱鍼術」は最初、鍼を大きく捻り、抜き刺ししたり、軽く刺鍼転向したりするため、手技の形は瀉法だが、筋肉がゆるんでくるに従って補法的に気血を巡らすために、撚りや雀啄といったゆるやかな手法に変えていくことが必要である。

次に圧痛のある左の志室に、大きく抜き刺ししながら天人地 3 段階に刺入していく「屋漏術」を施した。さらに左側の大殿筋、外側広筋、大腿二頭筋、前脛骨筋、長・短腓骨筋、下腿三頭筋などの筋拘攣を、硬さに応じて「雀啄術」と「熱行術」を用いてゆるめた。大腿筋膜張筋の拘攣が最も著明だったが、これは幅広い筋肉なので、風市と中瀆に斜め下に向けて斜刺し雀啄した上で、上下の周囲を管頭にて押し揉む「随肉管術」を施し、さらに雀啄を加えると幅広く筋拘攣がゆるんできた。

こうした治療を 2 日置きに 3 回施したところ、剣道の稽古に復帰できた。

症例4

虚弱体質による頭痛

【患者】23歳、女性（虚弱体質で体重38キロ）

病院に入院し、点滴治療を受けた後、退院した患者である。

顔面蒼白で背中を丸め、ヨロヨロと倒れそうに治療室に入室。主訴は首肩こりと前頭部痛である。脈を診ても、左脈は沈んだ糸のような微脈、右脈は拍動の気配はあるものの指で確認できない状態だった。舌体は胖大で、湿潤が多く、色は淡白、中央から奥にかけて白苔があった。腹を診ると、上腹部は船底型に沈み、肋骨弓が凸状で、臍の右脇に胃が固い塊となって動悸を打っている。下腹部も虚。手足は冷たい。頭部と膻中と臍周囲の右寄りに邪気を感じた。

鍼治療は初めての患者なので、1寸－0番のステンレス鍼と銀の極太鍼管を用いた。まず左の内関に浅く切皮し、軽い旋撚を加え、気を引いた。胸中の邪気を手に引くためと、鍼治療への安心感を与えるためである。次に臍周囲の塊に散鍼を施し、表層の邪気を散じた後、左右の天枢に「爻延管術」を施した。「爻延管術」は、軽く切皮した上に刺手でその管を把持し、押手とともに雀啄する手技で、初診の方や鍼のひびきを怖がる患者にも安心して用いられ、無理なく筋拘攣を緩めることができる。さらに臍下の気海に「随鍼術」にて2、3ミリ刺入し、旋撚して気を集めてめぐらし、臍上の下脘には「暁の鍼術」にて2段階に4、5ミリ刺入し管頭を叩いた。これにより胃が動き始めるのを感じた。この後、季肋部と前頭部に移動した邪気を瀉的な散鍼にて散らした。背部は、膈兪、肝兪、脾兪、腎兪の諸穴に浅く切皮し、旋撚を施した。その上で、臍周囲の4点と背部兪穴8点に糸状灸を施して、気血の循環を積極的に促した。最後に側臥位になってもらい、左右の首肩のこったスジ張りを軽く切皮し、旋撚にてゆるめた。

施術が終わり起きてもらうと、頭痛は消失しており、顔にも赤みが差して笑みと目力が出てきた。このような治療を何回か繰り返し、体力をつけながら徐々に日常生活を向上させていった。

症例5

左顔面神経麻痺と右耳の難聴

【患者】73歳、男性（やや痩せ型）

東日本大震災の後、寒さの中で壊れたブロック塀や土砂の片付けをした次の朝、左顔面がゆがんで動かなくなった。左上瞼が垂れ下がり、目は閉じられず涙が出る。左口元も垂れ下がり、食べ物が左に寄って来たり、汁物がこぼれ出たりする。医師にはしばらくすれば治ると言われ、放置したが、5カ月経ってもゆがみが治らない。また顔面の麻痺とほぼ同時に、右耳が難聴になったという。また前立腺肥大にて小便が出にくく、6月にはカテーテル手術を行っている。

脈診すると、夏なのに左右ともに沈緊脈で、左脈のほうが弱く、特に寸口が弱かった。舌診すると、薄紫色の舌で湿潤が多く、中央から奥に向かって白苔が厚くある。腹を診ると、それらの情報がすべて納得できた。すなわち、腹全体が冷たくガスが多く、特に臍周囲から左傍らに直径10cmほどの冷えた硬結があり、下腹部は虚していた。硬結は水毒と瘀血の塊のようで、これが左半身の血流を妨げている根源だと感じた。背中を診ると、肩甲間部は硬くスジ張り、肝兪から腎兪に至る脊柱起立筋が硬く盛り上がり、特に左側は鍼が刺さらないほど硬結化している。志室から腸骨稜にかけても堅い板状になっていた。もちろん左右側頚部も硬くスジ張り、顔面神経や内耳にも悪影響を与えていることが推察された。

治療は、まず腹部を調えるところから開始。寸3－2番のステンレス鍼を用い、中脘に3段階に刺入しては押手の摘み口を鍼管で叩く「内調術」を行った。水分と左右の外陵および左の滑肉門には、刺入した硬結内でしっかりと円に廻らす「円鍼術」を施した。そして力のない関元には3段階に刺入し深部で久撚する「三調術」を施し、下腹部に気を集め、腹部の虚状が回復するように試みた。次に背部の硬結を少しずつゆるめる目的で、左の膈兪および左右の肝兪、脾兪、腎兪の諸穴に強めの「雀啄術」を施し、志室には「屋漏術」を施した。その後、左顔面には寸3－1番のステンレス鍼を用い、晴明、四白、地倉、大迎付近のスジ張り目がけて「雀啄術」を施し、麻痺して硬化している諸筋を賦活させるようにした。太陽には刺入し、旋撚した後、鍼の周囲を鍼管で細かく叩く「気拍術」を施した。最後に、左翳風に1cmほど刺入し、長めに旋撚を施し、左頚部の拘攣をゆるめた上で、左手の合谷に浅く切皮し、「気行術」にて得気させ、よく旋撚し、顔から左手全体に気をめぐらせた。右耳周囲の聴宮と翳風にも旋撚を施し、右手の中渚に引き鍼を施した。

顔面神経麻痺は治療を開始するのが早いほど予後はよいとされる。今回は治療開始が遅かったケースだが、大小便の出がよくなるにつれ、腹部も温かくなり、硬結もゆるんで小さくなった。また背筋も柔らかみが出て、顔面麻痺も徐々に改善して3カ月後には平常に戻った。右耳の難聴も気にならないほどに改善した。

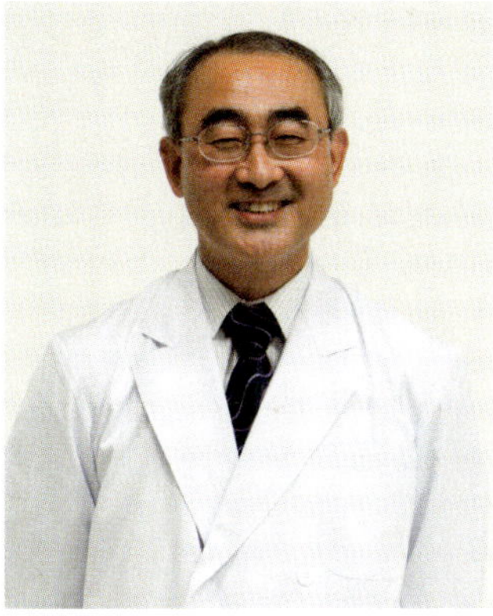

大浦慈観（おおうら・じかん）

1955年、栃木県宇都宮市生まれ。
1977年、慶應義塾大学法学部を中退。
1988年、中国中医研究院広安門医院・国際鍼灸班に留学。
1992年、東京衛生学園専門学校鍼灸マッサージ科卒業。横田観風氏に師事し、日本の伝統的鍼灸および古方漢方を学ぶ。
1994年、「はり・きゅう治療処路傍庵」を開業。開業の傍ら、宇都宮東病院にて鍼灸外来を担当し、東洋鍼灸専門学校非常勤講師として実技を指導。
2009年～2011年、いやしの道協会会長。
現在、公益財団法人杉山検校遺徳顕彰会理事、日本東洋医学会栃木県部会理事、北里大学東洋医学総合研究所医史学研究部客員研究員。『杉山真伝流』をはじめ江戸期の日本鍼灸を研究し、現代の臨床実践に生かす作業をライフワークとしている。

DVD BOOK　杉山和一の刺鍼テクニック

2012年5月1日　初版第1刷発行

著　者　大浦慈観
発行者　戸部慎一郎
発行所　株式会社医道の日本社
〒237-0068 神奈川県横須賀市追浜本町1-105
電話 046-865-2161
FAX 046-865-2707

2012 © Jikan Ohura

［カバー・本文デザイン］山梨デザイン事務所
［印刷］ベクトル印刷株式会社
［イラスト］MKグラフィックス
［写真］田尻光久
［モデル］横山可奈子
［協力］石水広・林教雄

ISBN978-4-7529-1127-2　C3047